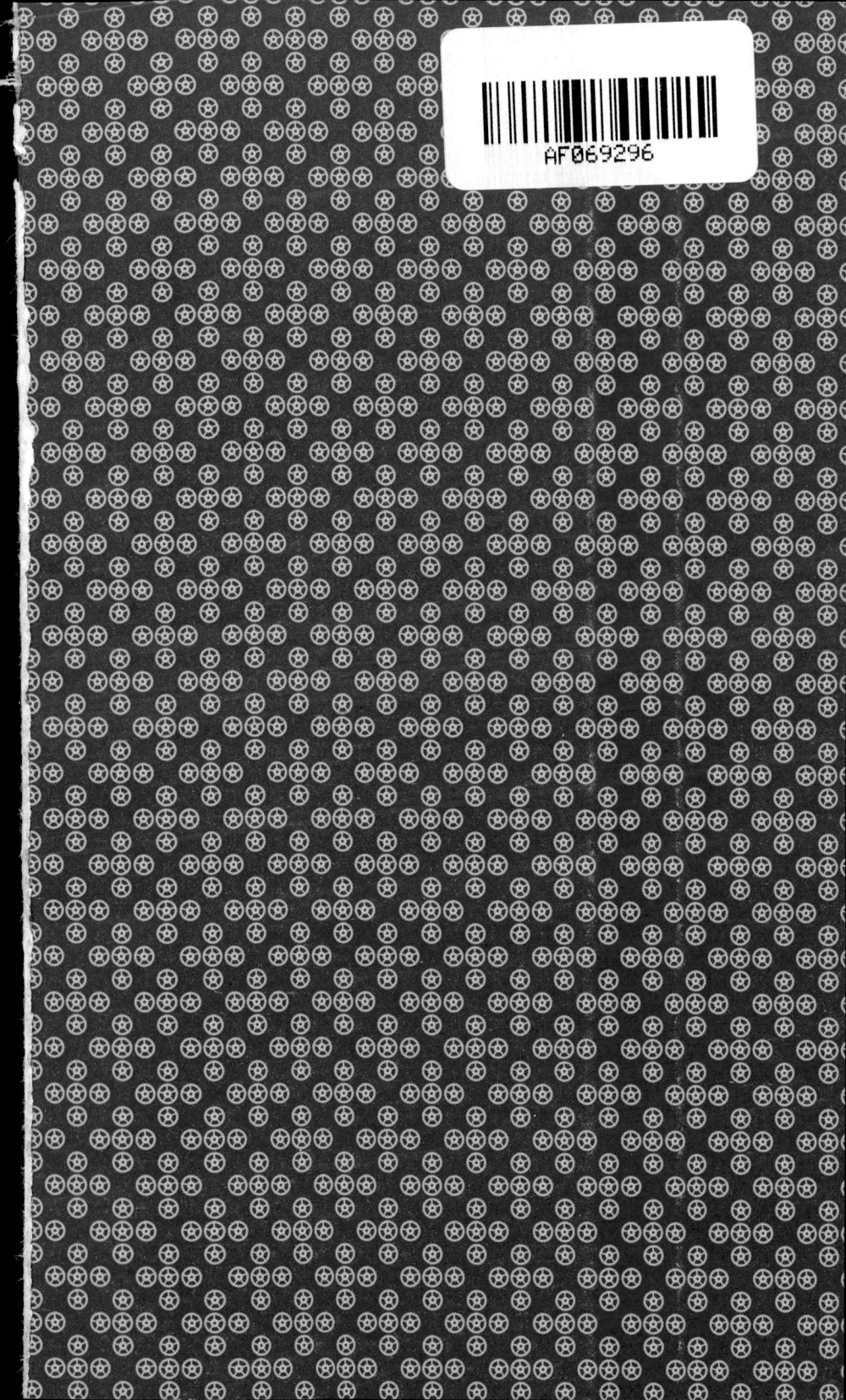

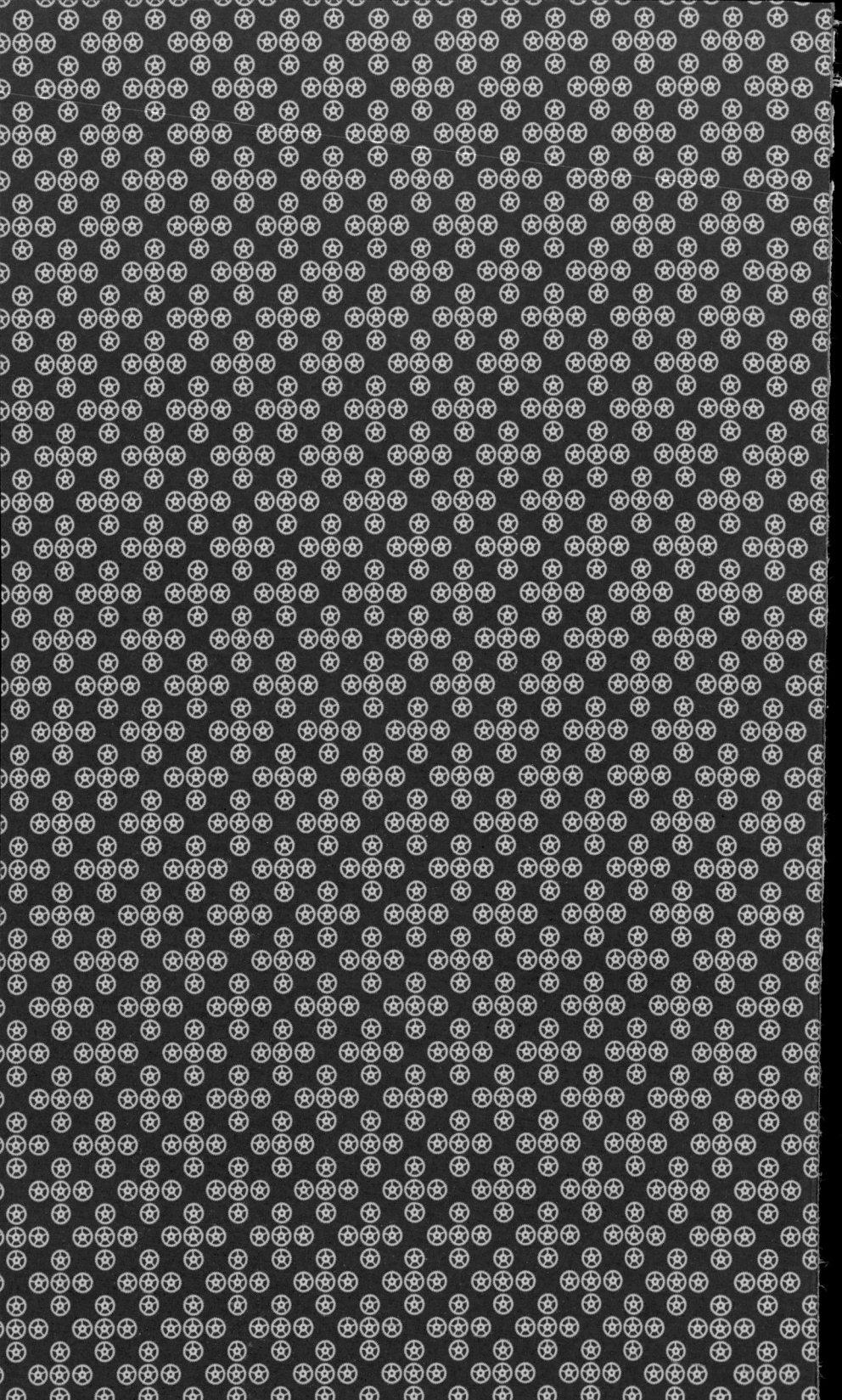

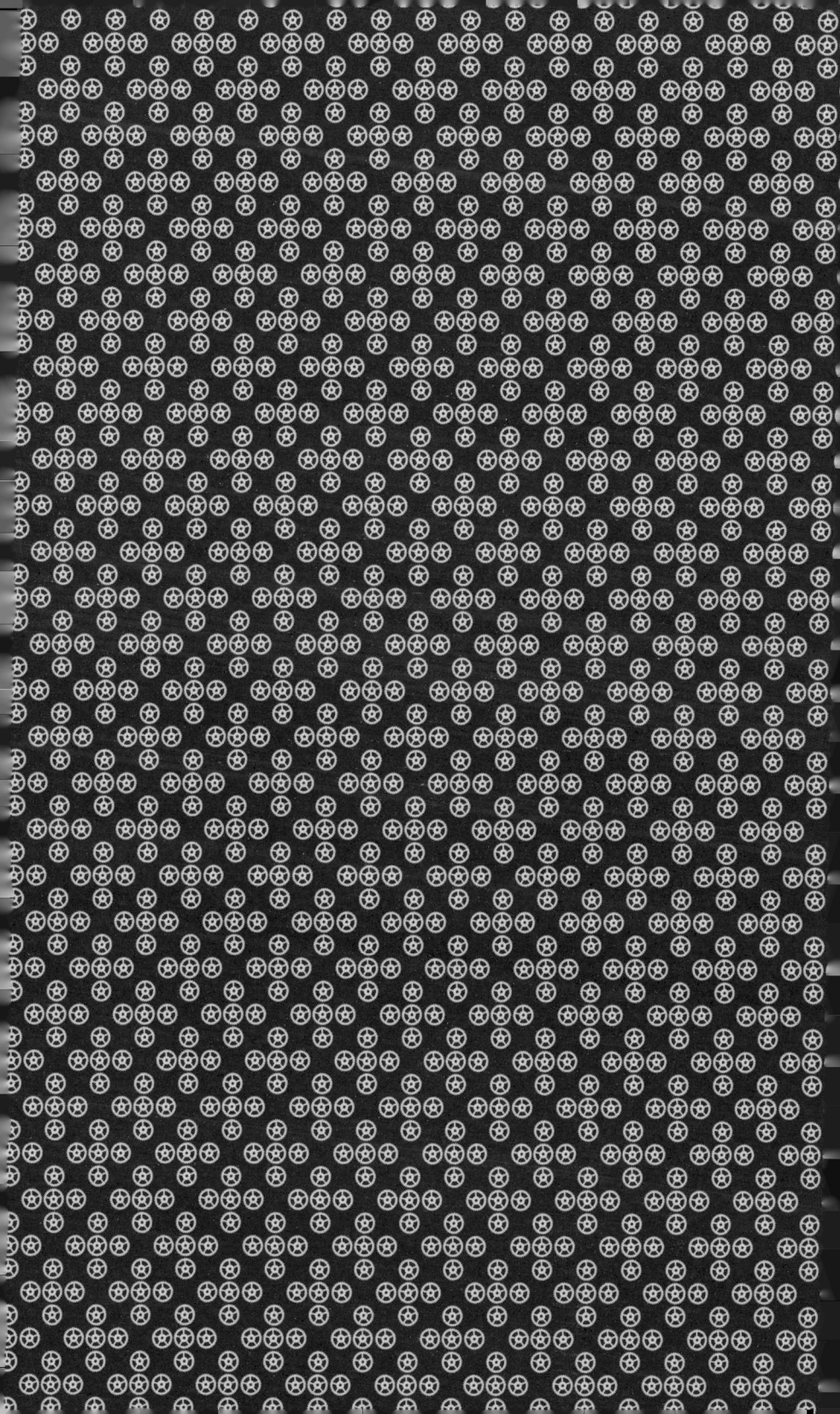

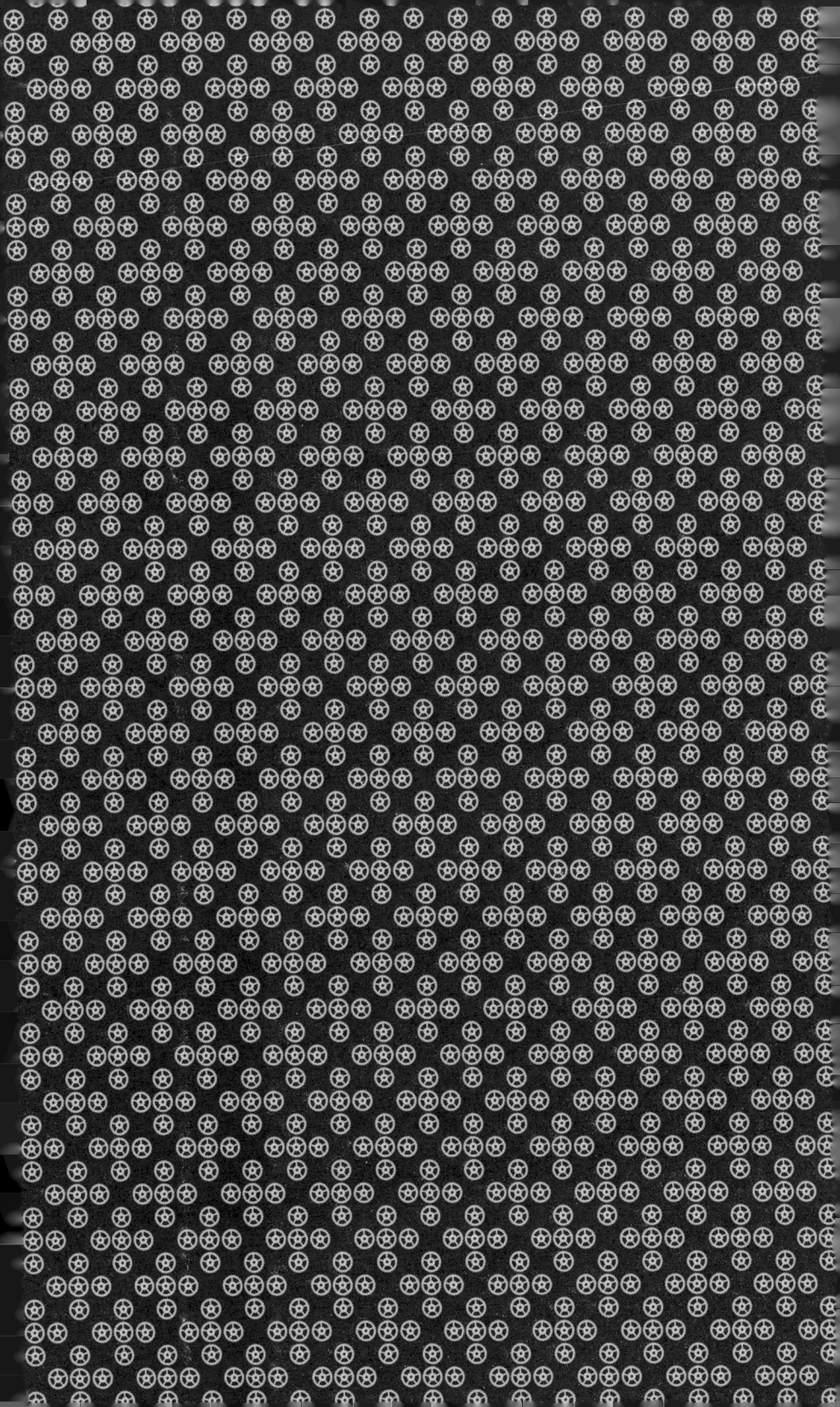

Nuestra menopausia

Una versión no oficial

ANNA FREIXAS

Nuestra menopausia

Una versión no oficial

ANNA FREIXAS

Prólogo de **Carme Valls**

Capitán Swing

© Del libro:
Anna Freixas

© Del prólogo:
Carme Valls

© De esta edición:
Capitán Swing Libros, S. L.
c/ Rafael Finat 58, 2º 4 - 28044 Madrid
Tlf: (+34) 630 022 531
contacto@capitanswing.com
capitanswing.com

© Diseño gráfico:
Filo Estudio - filoestudio.com

Corrección ortotipográfica:
Victoria Parra Ortiz

ISBN: 978-84-127798-0-6
Depósito Legal: M-1319-2024
Código BIC: FV

Impreso en España / *Printed in Spain*
Artes Gráficas Cofás, Móstoles (Madrid)

Queda prohibida, sin autorización escrita de los titulares del *copyright*, bajo las sanciones establecidas en las leyes, la reproducción total o parcial de esta obra por cualquier medio o procedimiento.

Índice

Agradecida y deudora 09

Prólogo de Carme Valls 13

Mujer mirando al sur 17

No es el principio del fin, es la resurrección 21
    Una forma más cómoda y distendida de ser mujer 23

Culturas y menopausias 27
    Un bello y liberador rito femenino 29

Pero ¿de qué hablamos cuando hablamos de menopausia? 33
    De la menarquia a la menopausia 40
    No en nuestras manos 44
    La menopausia, un laberinto de género y edadismo 48
    La renovación en el ciclo vital de las mujeres 53

Diferentes posiciones y explicaciones 59
    La inducción a la enfermedad 65

¿Hormonas?... No, gracias 69
   La industria menopáusica 72
   Riesgos, beneficios e incertidumbres 74
   Advertidas estamos 76
   Duros a cuatro pesetas 78
   Deshojando la margarita 81
   Una nueva vuelta de tuerca 85
   La menopausia por decreto 88

Algo más que un asunto médico, un viaje interior 93
   Caminar hacia la belleza 95
   La construcción de la visibilidad 98
   Nosotras en relación 100
   La menopausia, una experiencia múltiple 101

Nuestra menopausia 105
   Del pesimismo a la euforia 108
   Nosotras y la edad 111

Salud y menopausia 115

A vueltas con los mal llamados síntomas y disfunciones 119
   ¡Aquí hace un calor insoportable! 126
   Dormir ya no es lo que era 129
   Sequedad vaginal y otros pequeños incordios 132
   A la lucidez la llaman locura 135

La nueva armonía de los cuerpos 138
Nuevas incomodidades y carencias 140
No hay mal que cien años dure 141

La erótica hipotecada 143

El sexo real 146
¿Qué podemos decir sobre menopausia y sexualidad? 149
Continuidad y pocos cambios 151
La transformación de la pasión: cuerpo y emoción 153
Cerramos la fábrica y abrimos el parque de diversiones 155
Una relación más calmada… 156
… y nuevas prácticas 159
El deseo disipado 162
Pero… coinciden otras circunstancias 165
La sexualidad actual 168
Sin sexo 170
Uno de los secretos mejor guardados 171

No es tan fiero el león como lo pintan 173

Envejecer es la palabra 175

En el monte también hay orégano 177

Una transición positiva o simplemente neutral 177
Paz hormonal 181
Paz interior 184
Ligeras de equipaje 187

Otra menopausia es posible 189

    Recurramos a nuestras madres 192
    Una enmienda a la totalidad 193
    Ingerir hormonas o pseudohormonas 194
    Mover cuerpo y mente 197
    Tomar las riendas del cuerpo y del espíritu 199
    Gustar, gusta 200
    Desdramatizar y otras habilidades 202
    Cadenas de palabras y redes de apoyo 205
    Queremos tener la menopausia y poder mostrarla 206
    A modo de hoja de ruta 208

El silencio y la voz 211

Alégrate, hay vida después de la menopausia 215

Agradecida y deudora

Para llegar a configurar este libro en su momento di la lata a un montón de personas, por la ingente cantidad de dudas que me acompañaban, *comme d'habitude*. La misma recogida de información precisó la colaboración desinteresada de muchas colaboradoras que hicieron posible este trabajo. Quiero destacar mi agradecimiento a las 135 mujeres de nuestro país, y de mis contactos en Nicaragua y en Argentina, que me prestaron sus palabras y recabaron las de otras mujeres.

A estas alturas de mi vida dispongo, afortunadamente, de una red amplia de amigas que me sostiene. Como es lógico, a lo largo de la escritura de este texto recurrí a muchas de ellas, pero he buscado especialmente la mirada de mis médicas feministas para obtener su visto bueno y con ello la tranquilidad necesaria, desde mi ignorancia de la faceta clínica. El pensamiento crítico de Nati Povedano y sus atinadas puntualizaciones supusieron en los inicios un estímulo y una seguridad. En esta revisión actual agradezco la impagable sabiduría de Enriqueta Barranco, quien me ilustró acerca de las nuevas engañifas con que se nos trata de convencer de que gracias a los nuevos y caros tratamientos hormonales seguiremos jóvenes y, además, llenas de vigor sexual. A Carme Valls siempre le estoy agradecida por el solo hecho de existir, pero ya es el colmo que, en mitad de sus escasas vacaciones, haya dedicado un precioso tiempo a bendecir mi pequeña incursión en la cosa clínica. Celebro nuestra amistad incondicional.

A mi peña le debo todo, como siempre, pero en el latoso trabajito de lectura crítica y revisión del manuscrito final —que solo se hace por amistad—, algunas personas fueron y han sido cruciales.

De entre ellas, Caleli Sequeiros y Dolores Juliano ya no están aquí para celebrar el libro reeditado; tampoco Juan Serrano, siempre añorado, quien desde su andropausia hizo una paciente lectura. En la versión inicial Marisa Calero echó la necesaria y agradecida bendición lingüística. A Marina Fuentes-Guerra le agradezco por partida doble su sugerente lectura-radar y sobre todo nuestra larga y chispeante amistad; a Heide Braun, mi libérrima amiga, su reincidente revisión del manuscrito final en este verano gaditano demencial; a Herme Moreno su estar ahí, apoyando. Cada una de ellas me ha dado informaciones necesarias para revisar el texto, quitar, poner, reordenar, pulir. Sus sugerencias lo han hecho más certero. A Juana Castro, en la vorágine de su vida de hija experta y abuela aprendiza, le pedí que rebuscara un poema para enmarcar el libro, pero ella prefirió fabricarlo «especialmente para la ocasión», lo cual supone un lujo emocionante para mí y la constatación del sutil hilo de reconocimiento que nos une desde que tuvimos la suerte de conocernos. El prólogo de Carme Valls tuvo y tiene un gran valor emocional e intelectual para mí. Gracias, amiga querida. El lío editorial inicial se lo llevaron Carme Castells y Rosa Bertrán, con quienes el recuerdo de Enric Folch traza desde hace años un delicado vínculo de permanencia y afecto. En la versión actual, agradezco a Blanca Cambronero su amable paciencia y perseverancia que permiten que hoy tengamos esta nueva edición de Capitán Swing, gracias por la confianza.

Afortunadamente hoy disponemos de información de gran calidad para documentarnos a fondo sobre la menopausia. Diría que hay una notable cantidad de libros y artículos de dificultad variable, para todos los gustos y necesidades. En mi caso deseo destacar el beneficio que, para la comprensión de este proceso, y en general de la salud de las mujeres, han supuesto algunas autoras a quienes reconozco mi deuda intelectual y, sobre todo, les agradezco la felicidad que me proporciona el disponer de un marco explicativo ingenioso, sutil y descarado. Algunas han sido importantes, imprescindibles, en la redacción de este texto; otras lo han sido en mi interpretación del ciclo vital, a lo largo de los últimos años. Todas ellas están entremezcladas en mi mente y en mi cuerpo de mujer afortunadamente sin regla y ¡sin reglas!

Para las curiosonas, ellas son:

Andrés Domingo, Paloma, *Menopausia. Una mirada feminista desde el buen trato*, Madrid: Los Libros de la Catarata, 2022.
Arnedo, Elena, *La picadura del tábano. La mujer frente a los cambios de la edad*, Madrid: Aguilar, 2003.
Del Estal, Elena, Alberta M.ª Fabris, Adriana F. Caamaño y Tania R. Manglano, *Señoras. Una guía integral de la salud en la menopausia*, Barcelona: Arpa, 2023.
Friedan, Betty, *La fuente de la edad*, Barcelona: Planeta, 1993/1994.
Greer, Germaine, *El cambio. Mujeres, vejez y menopausia*, Barcelona: Anagrama, 1991/1993.
Gullette, Margaret, *Declining to decline: Cultural combat and the politics of the midlife*, Charlottesville, Virginia: University of Virginia Press, 1997.
Marcè, Marta, *Disfruta tu menopausia. Y aprende cómo vivir esta etapa con plenitud*, Barcelona: Alienta, 2023.
Northrup, Christiane, *La sabiduría de la menopausia*, Barcelona: Urano, 2001/2002.
The Boston Women's Health Book Collective, *Our bodies, ourselves: Menopause*, Nueva York: Simon & Schuster, 2006.
Valls Llobet, Carme, *Mujeres invisibles para la medicina. Desvelando nuestra salud*, Madrid: Capitán Swing, 2020.

La mujer renovada, de Louann Brizendine, publicada en 2023 por Salamandra (Barcelona), es un libro un poco diferente, pero creo que puede ser de interés. Me gusta porque deja de utilizar la palabra *menopausia* para nombrarla como «la renovación», y para la autora «esta fase es una ocasión para crecer en sabiduría, fortaleza y resiliencia». Su planteamiento general recoge de manera subyacente la idea de Margaret Mead acerca de la brillante energía de la menopausia. Así dice que «la renovación es un maravilloso portal que nos conduce a los mejores años de nuestra vida». Esta idea permea todo el libro.

Por otra parte, me parece muy interesante el documental *Rebel menopause*, de Adèle Tulli (Francia, 2013). La directora, en apenas veinticinco minutos, nos presenta a Thérèse Clerc (fallecida en

2016, con 88 años), quien en 2007 puso en marcha en Montreuil la Maison des Babayagas, un proyecto de convivencia para mujeres mayores de 65 años: una casa en la que rigen los principios de solidaridad, feminismo, ecología y laicismo, desde un compromiso social. El apasionado discurso de Thérèse Clerc defendiendo el proyecto y su consideración de la menopausia como un tiempo de completa libertad y como el momento en que comienza nuestra vida propia y real supone un soplo de energía de enorme valor para las mujeres.

Prólogo

*«No somos niñas dos veces; lo somos siempre,
pero nuestros juegos son más peligrosos».*

SÉNECA

Estamos delante de un libro imprescindible para atender y entender los peligros que acechan a nuestros juegos vitales de la mano de Anna Freixas, cordobesa de elección, como Séneca lo fue de nacimiento. Desde que la conocí, hace ya más de veinte años, cuando iniciaba la descripción del proceso de envejecimiento de las mujeres, ha profundizado cada vez más en los obstáculos, sutiles o explícitos, que han hecho del proceso de envejecer un lamento más que un goce, una propuesta social al miedo más que a la alegría de saberse vivas, a la alegría de compartir placeres pequeños o grandes. Y ella, que propugnaba metafóricamente «pasar a las manos», a la acción, desde sus primeros libros y artículos, ha conseguido en este libro que sus manos mentales se introduzcan sin miedo y sin pausa en uno de los grandes miedos que se han alojado en la mente de las mujeres en los últimos quince años: el miedo a la menopausia.

Me negué hace años a hablar de la menopausia; prefería hablar de los problemas de salud que se presentan más allá de los 50 años y de la prevención biopsicológica y social necesaria para unos seres humanos que esperan vivir treinta y cinco años más con su cuerpo y con su mente, disociados por su entorno y unidos por su propia experiencia. Después de años de pasar de puntillas sobre este periodo de las vidas de las mujeres, dirigido hábilmente por el *marketing* de algunos productos farmacéuticos, se quiso unir la menopausia a todo lo que significara pérdida de vida, dolor y decrepitud corporal, hipertrofiando el papel de la pérdida de la menstruación, que es percibido en general como un alivio y una fuente de regeneración de la energía corporal, ya que no se pierde hierro mensualmente. Más que una mejora de la información que recibían las mujeres, se inició una nueva etapa en la que la divisa fue el miedo. Miedo a la pérdida, miedo a la osteoporosis y, como dicen muchas pacientes al consultar su angustia, «miedo a que me pase como a mi madre». Este conjunto de miedos, sin evidencia científica de buena calidad, provocó el intento de tratar «a todas las mujeres después de la menopausia y para siempre», en palabras de un catedrático de Ginecología que rectificó diez años después.

Por todo ello, y porque siempre me ha interesado investigar sobre la vida y sobre las causas que limitan o impiden su calidad, me negué a hablar de menopausia. Pero el libro que tenemos delante es diferente porque Anna Freixas no se ha arredrado ante ningún prejuicio, porque parte de la experiencia y de las sensaciones de las mismas mujeres que respondieron su encuesta, pero también de las expertas que en todo el mundo han reflexionado sobre el tema. Y, al leerlo, creo que todas y todos podrán comprobar que se trata de un análisis profundo y certero de los retos que se presentan a partir de la menopausia y que, con un discurso riguroso, pone barreras y desenmascara las ideas falsas y los prejuicios con los que se ha querido manipular la mente y el cuerpo de las mujeres en los últimos quince años.

De hecho, estamos en un momento de transición, dentro de la ciencia médica, respecto a la salud de las mujeres. Transición porque, de ser estudiadas a través del modelo masculino como normalidad, y tener muy poca información acerca de lo que pasa con la menstruación o con la menopausia, temas considerados tabú, hemos pasado a hipertrofiar los problemas que se desprenden de esta y a hipertratar este periodo con altas dosis hormonales, para continuar desconociendo la menstruación como indicador de la armonía corporal. Y esta transición y el exceso de terapia hormonal administrada no es solo una moda sin importancia, que por pasajera no habrá dejado más secuelas que los gastos hechos sin necesidad, sino que ha provocado graves problemas de salud, como el incremento de las patologías cardiovasculares o el de cáncer de mama.

Estudios epidemiológicos basados en datos de incidencia de cáncer de mama entre agosto de 2002 y diciembre de 2003, en

Estados Unidos, han demostrado por primera vez una clara disminución de un 7 % de la incidencia entre todas las mujeres y de un 15 % entre las mujeres de 50 a 60 años, datos que se han atribuido a los límites de la terapia hormonal en la menopausia que se divulgaron a partir de la mitad de la década de 1990, cuando se inició un gran estudio epidemiológico, el de la Women's Health Initiative, pagado con dinero público, que ha hecho un seguimiento de mujeres a partir de la perimenopausia y de la menopausia con diversas estrategias de promoción de salud y diversas dosis de tratamiento. Precisamente este estudio confirmó la relación entre la terapia hormonal sustitutiva y la mayor incidencia de cáncer de mama, que ya habíamos sospechado desde el Congreso de Mujeres y Calidad de Vida del año 1990 en Barcelona.

Ha sido dura, tanto para las expertas y expertos como para las mujeres, esta etapa de transición, sin ciencia, sin conocimiento y con el repetido bombardeo de que quien no se trataba estaba despreciando los grandes avances de la civilización y prefería ir en carro que en coche de alta cilindrada. Nos hemos movido sin recursos y nos han faltado puentes y mediadoras que nos permitan reencontrarnos con la experiencia de nuestras madres, de nuestras abuelas y de nuestras propias hermanas mayores. Que nos permitan amarrarnos a la vida, en lugar de levantarnos cada día con la angustia del miedo a la muerte y a las pérdidas. Y este es el trabajo que viene haciendo Anna Freixas desde hace años, desde su tarea tanto docente como investigadora. El papel de una hermana que se enfrenta a los mismos problemas que las demás y que, con su aguda mirada afilada con la perspectiva de género, nos hace de mediadora entre nuestra experiencia, la experiencia de las otras hermanas y de las que se han adentrado en el mundo de la ciencia.

Deseo parafrasear aquí una parte de la introducción a *Séneca*, de María Zambrano,[1] que me ayudó a redescubrir a este clásico, ya que creo que viene como anillo al dedo para describir, en mi opinión, el trabajo de Anna Freixas, aunque me permito sustituir el masculino singular por el femenino singular que ella representa para mí:

---
[1] Zambrano, María, *Séneca*, Madrid: Siruela, 1994.

Si *ella* nos atrae es porque pertenece a una rara especie de *mujeres*, a esas que no han sido enteramente una cosa sino para ser otra, a esas de naturaleza mediadora que a manera de un puente se tienden entre nuestra debilidad y algo lejano a ella, algo invulnerable de lo que se siente necesitada. No es una *pensadora* de las que piensan para conocer, embaladas en una investigación dialéctica, ni tampoco la vemos lanzada en la vida, sumergida en sus negocios y afanes y ajena al pensamiento. Es propiamente una *mediadora*, una mediadora por lo pronto entre la vida y el pensamiento, entre este alto *logos* establecido por la filosofía griega como principio de todas las cosas, y la vida humilde y menesterosa.

Porque el pensamiento que de *ella* mana no es coactivo; y tiene algo de musical. Vemos en ella una *médica*, y más que una médica a una *curandera* de la filosofía que, sin ceñirse estrictamente a un sistema, burlándose un poco del rigor del pensamiento, con otra clase de rigor y otra clase de consuelo, nos trae el remedio. Un remedio menos riguroso que, más que curar, pretende aliviar; más que despertarnos, consolarnos.

Y este creo que va a ser el resultado de este libro sobre nuestros cuerpos y nuestras vidas, sobre nuestras sensaciones ante esta etapa vital, que más que vivirla como una pérdida, podemos vivir como una nueva oportunidad, tomadas de la mano con la sabiduría de las que piensan, y con la ciencia de las que hacen. Anna Freixas logra crear estos puentes mentales y esta mediación entre las experiencias, la ciencia y el camino que hemos de recorrer hacia nuestro futuro. Por eso creo que debemos agradecerle la audacia y la valentía de introducirse en este campo que aparentemente era árido y hacernos ver que el futuro no está determinado, sino que lo vamos construyendo día a día con el ejercicio de nuestra responsabilidad y de nuestra libertad.

CARME VALLS LLOBET
Médica,
directora del programa Mujeres,
Salud y Calidad de Vida, CAP

Mujer mirando al sur

Mi abuela se sentaba al sol
esperando la muerte,
al sol vestida de luto con sesenta
años la sentaban
en la silla de anea
cada día a esperar
la muerte.
Siete hijos mi abuela pero
no conoció varón.

Cuando quise
preguntarle a mi madre mil pedazos
autistas me miraban sin verme.
Madre y virgen mi autista
rasgándose en el frío,
estudia hija estudia,
la mano el libro el chocolate
el cuerpo
el cuerpo las estrellas el bosque
las palabras el cuerpo
la película el vino la carne
del melón rajando mi garganta
relámpagos el zumo la sandía,
no se hace eso no se hace,
las siestas y las sábanas
mi secreto
pecado solitario.

La vela que en mi mesa
se agota y se deshace
también llega a su fin.
Pero el cuerpo, esta savia
venida de mi madre de mi abuela
me explota aquí en las sienes
en el sol y en la sangre
la granada
que es una y mil granadas
licuándose
calidoscopio azul mis dientes
el clítoris la luna la vagina
los limones candelas
ese tronco de encina quemándose
mi cuerpo
que no se apaga nunca
que no se acaba nunca

mi brindis
ese brindis de autista para siempre.

De aquellas.
Por aquellas que en mi vientre se estrenan
y en el cielo
rieron y reirán.

Juana Castro, para Anna

Nuestra menopausia

Una versión no oficial

A

Luna y Clara
Candela, Ángela; Isabel y Amalia; Merce y también Vera
Elena y Blanca
Mati
Clara y Fer
Raquel
Natalia y Elisenda
Bárbara, Carmen, Charo, Silvia y Naima
Mariona, Carolina, Rocío, Amalia, Araceli y Carmen Pilar
Mayka, Celia y Yolanda
Auxi y Magdalena
Marina/Shira, Mentxu R., Nicole y Eli/Dominga
Elena y Rosa; Marta e Itziar; Isadora
Elena y Paula; Carmen, Marina y Klara
Evangelina; Lola y Andrea
Verónica, María, Blanca y Agnès
y a Milena

Para que cuando os llegue el tiempo de la renovación,
os pille llenas de luz y armonía.

Nuestra menopausia

No es el principio del fin, es la resurrección

Cuando Capitán Swing me propuso hacer una revisión de este libro —publicado originalmente por Paidós, en 2007— para hacer una nueva edición, pensé que iba a ser una tarea ardua, y no me equivoqué. Así que me dispuse a expurgar las diversas publicaciones acerca del tema que han ido apareciendo en la literatura menopáusica en estos años —gracias a la sororidad ancestral de María Jesús Cala—. No soy ginecóloga, no soy endocrinóloga y, bien pensado, no soy casi nada, más allá de una pensadora crítica, curiosona e inquietante, que se preocupa por indagar acerca de la vida de las mujeres. De todas.

En este trabajo de documentación constaté que desde la publicación original de este libro no parece haber habido grandes planteamientos que hayan supuesto un giro copernicano y puesto en cuestión lo que sabíamos hasta ahora acerca de la menopausia y toda la parafernalia que la envuelve. La música de fondo, salvo algunas interesantes excepciones, repite cansinamente los mismos argumentos de siempre con los que tratan de convencernos de que nos encontramos ante un problema fundamentalmente clínico del que con un poco de suerte podemos salir bien paradas, siempre que nos sometamos a determinados tratamientos. Inventan uno nuevo a cada rato.

Situada en esta casilla de salida diré que la inmensa mayoría de las publicaciones e investigaciones acerca de la menopausia que he revisado cuidadosamente no tratan sobre nosotras, las mujeres, sino que se centran en nuestras hormonas, sofocos y otras lindezas que desde su punto de vista arruinan o arruinarán nuestra vida, sí o sí, en cuanto la cincuentena asome en nuestro horizonte vital. No son una invitación a mirarla con ilusión y curiosidad. Aunque parezca imposible, sigue sin hacerse una revisión crítica de lo que esta transición significa en nuestra vida. Y digo «crítica» porque lo que se necesita es exactamente esto, una reflexión que ponga en cuestión muchos de los supuestos que rodean este evento y que enturbian la tranquilidad con que deberíamos recibirla. La mente se me nubla cuando los textos llamados «científicos» quieren convencerme de su «objetividad» incuestionable a base de porcentajes, medias y medianas que, desde luego, soy capaz de comprender —no en balde obtuve sobresaliente en las diferentes asignaturas estadísticas de mi carrera—, pero que, francamente, no consiguen conmoverme y menos aún ayudarme a explicar la vida menopáusica y la vivencia de las mujeres al respecto. Numeritos que difícilmente mejorarán nuestras vidas y que me llevan a preguntar: *¿dónde están las mujeres en estos artículos?*

Echo en falta una literatura cuestionadora que, para empezar, nos invite a reconectarnos con nuestro cuerpo, con las emociones que nos acompañan en este periodo vital, a conocer las sensaciones, pensamientos, creencias y sentimientos que hacen de ella un punto de inflexión. Me gustaría que pudiéramos disponer de un conjunto de aportaciones que nos permitan comprender lo que estamos viviendo —o temiendo— en clave personal, individual y también social y cultural y, a partir de ahí, tener la información necesaria para recorrer esta transición con el equilibrio y la sabiduría necesarios.

He releído varias veces el texto original de este libro con una mirada crítica y, en líneas generales, su contenido me sigue pareciendo plenamente vigente y las palabras de mis informadoras sumamente sabias y explicativas. Conservo todo su contenido, aunque he hecho una revisión integral, introduciendo aquí y allá pequeños retoques, actualizaciones y reflexiones. Sobre todo he pretendido señalar e incorporar todos aquellos elementos que han contribuido a mejorar la vivencia y experiencia de las mujeres en la transición de la renovación; lo que en estos años ha cambiado, para bien y también para mal, en la cultura menopáusica. Las diversas aportaciones de las que ahora mismo podemos hacer uso y que poco a poco irán moviendo las creencias y actitudes que nos atenazan.

Una forma más cómoda y distendida de ser mujer

«Estoy cada vez más convencida de que solo el deseo de compartir una experiencia privada y muchas veces dolorosa puede capacitar a las mujeres para crear una descripción colectiva del mundo que será verdaderamente nuestro».

ADRIENNE RICH[1]

El color del relato cultural sobre la menopausia ha sido sistemáticamente tirando a negro. De acuerdo con él, en ella se concentran un cúmulo de problemas y amenazas para las mujeres que van del infarto a la depresión, de la frigidez a la osteoporosis, de la tristeza al envejecer, entre otros posibles males, que llevan a que cualquier persona que los interiorice la tema, y no sin razón. Junto a este discurso oficial, negativo y atemorizante, no encontramos otro que incluya una relación de las ventajas que la transición menopáusica tiene para las mujeres. Hay un mutismo sospechoso acerca de sus posibles bondades, quizás temiendo que pueda producirse un entusiasmo colectivo y contagioso por parte de las mujeres *afortunadamente sin regla*. Una rebelión de mujeres mayores, sabias y libres. No todo puede ser malo, nos decimos con frecuencia; debe tener también algunos beneficios. Hace mucho tiempo que me pregunto por qué no encontramos, en los estudios y publicaciones sobre la menopausia, una versión acerca de esta experiencia en la que se oiga la polifonía de voces, alegres, tristes, despreocupadas, interrogantes, que seguro constituyen la experiencia menopáusica.

Desde hace ya algunos años diversos aspectos de la vida han empezado a ser estudiados a través de sugerentes investigaciones en las que se escucha la voz de las personas implicadas, hombres y mujeres concretos, que a través de sus relatos proporcionan una visión de su experiencia, su propia definición y el significado que para ellas y ellos tiene determinado hecho vital: qué sienten, qué desean, cómo viven, qué temen, qué obtienen, cómo se manejan con el

---

[1] Rich, Adrienne, *Nacemos de mujer. La maternidad como experiencia e institución*, Madrid: Cátedra, 1977/1996, p. 51.

placer y el deseo, con el malestar y el desencuentro. Este tipo de investigación se aleja de lo que tradicionalmente se ha entendido como estudios científicos; sin embargo, posee una importancia incalculable en la medida en que nos acercan a la realidad y otorgan valor a la subjetividad.

Una de las pioneras en este tipo de investigación ha sido Shere Hite,[2] quien a través de sus diversos informes ha ido documentando las diferentes narraciones de las mujeres sobre la sexualidad y la vivencia de los vínculos afectivos. Informes que en algunos momentos fueron acogidos con cierto aire de indiferencia por la comunidad científica, pero que con el tiempo han recibido el reconocimiento de otros investigadores e investigadoras. Unos y otras han señalado el valor de este tipo de trabajo, al insistir en la necesidad de que la experiencia personal no sea estudiada solo desde fuera, a través de la reflexión de las personas expertas, sino desde los relatos proporcionados por la gente común, que es la que posee el conocimiento práctico. En ellos se da espacio a la voz de las diferentes personas acerca de sus vivencias, en el caso de Shere Hite relacionadas con la sexualidad y el amor, y en lo que pretendo realizar en este trabajo, sobre la menopausia.[3]

Así pues, un buen día decidí averiguar por mi cuenta y lancé una pregunta al respecto con el fin de obtener una versión libre, no oficial, de la vivencia de la menopausia partiendo de la voz de las propias mujeres. Trataba de conocer los aspectos positivos y negativos, la relación de esta con el deseo y la sexualidad, los temores de donde se partía y en qué medida estos se han visto cumplidos o no y, sobre todo, me interesaba obtener información acerca de las estrategias que se ponían en práctica en este periodo y cómo se evaluaban en términos de eficacia. Ciento treinta y cinco mujeres me hicieron llegar la narración de las luces y sombras de su vivencia en esta transición vital, contestando cinco preguntas de un cuestionario abierto sobre el tema. A partir de las palabras de estas

---

[2] Hite, Shere, *El Informe Hite. Estudio de la sexualidad femenina*, Barcelona: Plaza & Janés, 1977.

[3] Giddens, Anthony, *La transformación de la intimidad. Sexualidad, amor y erotismo en las sociedades modernas*, Madrid: Cátedra, 1992/1998.

mujeres me he podido hacer una idea del amplio y colorido caleidoscopio que es la menopausia. Del tiempo que llevo reflexionando y estudiando sobre la vida de las mujeres en la mediana edad y la vejez he extraído ideas que me parece necesario compartir, ya que pueden ayudarnos a todas a mirarnos, a nombrarnos, para construir una versión *no oficial*.

A lo largo del texto he incluido pedazos de los diversos discursos de las participantes —en forma de frases, como pequeños incisos— que, a mi entender, iluminan el sentido del escrito o sirven para corroborar con sus palabras los argumentos que voy desgranando en las páginas del libro. Dado el carácter anónimo de las aportaciones, no incluyo ningún dato de identificación, entre otras cosas porque el elemento que he considerado central ha sido el contenido y no la peculiaridad de cada una de las mujeres. A todas ellas reconozco su autoría y agradezco su saber, sin el cual este libro no existiría.

Culturas y menopausias

«Las injusticias de la cultura se cobran un precio terrible en los cuerpos y los espíritus de las mujeres».

CHRISTIANE NORTHRUP[1]

La investigación antropológica nos indica que no existe un *síndrome menopáusico universal*, mostrando una gran variedad de realidades sociales y personales en la presentación que se hace de esta transición. Es cierto que en muchos casos no son trabajos realizados con el objetivo de conocer directamente la vivencia de la menopausia, sino que son investigaciones que versan sobre otros temas y de ellos se infiere la posición y experiencia que las mujeres tienen de este proceso. Sin embargo, en los estudios etnográficos en los que se hace hincapié en las diferentes vivencias culturales e históricas de la menopausia se destaca el papel que tienen, en la mejor o peor experiencia de esta transición, las actitudes positivas hacia esta, tanto por parte de la sociedad como de las mujeres individualmente. De tal manera que en las sociedades donde la menopausia supone una mejora en la posición social y personal de la mujer se detecta una disminución —y en numerosos casos casi la ausencia— de signos en este periodo. Así se puede observar que cuanto más respetadas son las mujeres en la vejez, menos dificultades físicas o psicológicas parece causarles la menopausia.[2] Un asunto no menor.

Las actitudes hacia la menopausia varían, pues, de cultura en cultura. La percepción de esta y de los llamados síntomas —que en realidad son signos, porque no estamos hablando de una enfermedad— de esta transición es muy diferente de unas sociedades a

---

[1] Northrup, Christiane, *La sabiduría de la menopausia*, Barcelona: Urano, 2001/2002, p. 30.

[2] Friedan, Betty, *La fuente de la edad*, Barcelona: Planeta, 1993/1994.

otras. Los signos que las mujeres identifican en este periodo van de prácticamente ninguno a malestares severos. Así, vemos que las mujeres japonesas presentan mínimos signos y las mujeres mexicanas mayas no tienen ninguno, mientras que el 80 % de las mujeres occidentales experimentan sofocos y calores nocturnos. En las culturas en las que se venera a las personas mayores, la menopausia se considera un rito de transición que las sitúa en un nuevo estatus en el que gozan de nuevos privilegios. Sin embargo, en las culturas *juvenilistas* como la occidental, la llegada de la menopausia se vive como una amenaza, porque los cambios que conlleva, y que nos indican que somos mayores, no van acompañados de ventajas en la posición social, de privilegios derivados de la jerarquía o, cuando menos, de un especial respeto. Las mujeres de la tribu lakota siux ven la menopausia como un símbolo de sabiduría y de madurez; solo después de la menopausia pueden ser matronas o médicas y asumir papeles sociales iguales a los de los hombres en los asuntos tribales. Entre el pueblo navajo, se considera que las mujeres viejas «caminan hacia la belleza», lo que significa tanto la aceptación por parte de la sociedad de la belleza física, emocional y espiritual de las mujeres mayores, como la responsabilidad individual de estas de poner en marcha las estrategias necesarias para mantener su belleza, salud, gracia y empatía. Una visión similar de las mujeres mayores como bellas, sabias, compasivas y capaces de curar caracterizaba las culturas precristianas europeas y las del antiguo Egipto.[3,4] En las culturas asiáticas, las mujeres mayores disfrutan de un estatus social y prestigio más altos que las que son comparativamente jóvenes, por lo tanto, no es de extrañar que las mujeres postmenopáusicas y mayores tengan sentimientos más positivos hacia la menopausia que las mujeres premenopáusicas y las más jóvenes.[5]

---

[3] Chornesky, Alice, «Multicultural perspectives on menopause and the climacteric», *Affilia*, 13(1), 1998, pp. 31-46.

[4] Starck, Marcia, *Women's medicine ways: Cross-cultural rites of passage*, Freedom, California: Crossing Press, 1993.

[5] Dasgupta, Doyel y Subha Ray, «Attitude towards menopause and aging: A study on postmenopausal women of West Bengal», *Journal of Women & Aging*, 25(1), 2013, pp. 66-79.

Las creencias culturales acerca de la menopausia están en la base de una gran parte de la vivencia que de ella tenemos y se fundamentan en los modelos de rol sexual, en la definición del cuerpo y la belleza femeninos y en la consideración social acerca de la vejez, aspectos que suponen una asignación cultural que repercute en gran medida en la experiencia colectiva e individual de la menopausia.[6] Mari Luz Esteban[7] señala algunas interesantes conclusiones a partir del análisis intercultural de la experiencia menopáusica que indican el enorme condicionamiento social, cultural e histórico de esta vivencia. En cuanto a las vivencias de las participantes de este estudio, se constata que en nuestra cultura las mujeres menos implicadas en el modelo médico, que en este caso son las mujeres más mayores, presentan muchos menos signos, probablemente debido a que no *aprendieron* a vivirla como una enfermedad —ellas la pasaron y santas pascuas—. En sus tiempos la consideración de la menopausia como una enfermedad no era el mensaje corriente.

Un bello y liberador rito femenino

*«Siempre tuve en mi mente esta pregunta:
pero ¿cómo fue para las mujeres?»*

Adrienne Rich[8]

Si escuchamos la voz de las mujeres comprobaremos que la menopausia no significa nada especialmente grave en la vida de la mayoría de ellas, que no la viven como una enfermedad, desde luego, y no la definen como algo patológico. En el interesante estudio de Isabel de Salis y otras[9] las mujeres expresaron la insignificancia

---

[6] Berger, Gabriela, *Menopause and culture*, Londres: Pluto Press, 1999.
[7] Esteban, Mari Luz, *Re-producción del cuerpo femenino*, Donostia: Gakoa, 2001.
[8] Rich, Adrienne, *Nacemos de mujer. La maternidad como experiencia e institución*, Madrid: Cátedra, 1977/1996, p. 51.
[9] De Salis, Isabel, Amanda Owen-Smith, Jenny L. Donovan y Debbie A. Lawlor, «Experiencing menopause in the UK: The interrelated narratives of normality, distress, and transformation», *Journal of Women & Aging*, 30(6), 2018, pp. 520-540.

de la menopausia en sus vidas. Sentían la pérdida de la fertilidad como algo intrascendente en este momento, porque no centraban su identidad en la reproducción. Este discurso despreocupado de las mujeres en la menopausia, cuando se supone que deberíamos estar molestas, incómodas y desconcertadas, no gusta a los sectores que en este texto denomino «la industria menopáusica»[10] y que incluye a las industrias farmacéutica, médica y estética que se benefician de ella. ¿Es admisible que temamos colectivamente la llegada de la menopausia como quien recibe a la madre de todas las desgracias? ¿A quién beneficia la definición de la menopausia como una enfermedad? ¿Por qué se la relaciona negativamente con la sexualidad femenina? ¿A quién le interesa esta asociación? ¿Por qué no hablamos a fondo de sus beneficios? Definidas, diseñadas, explicadas, imaginadas desde fuera de nosotras, nos vemos engordando una industria química, farmacéutica y estética insaciable que, en lugar de hacernos libres, nos esclaviza, nos hace daño, nos perjudica y, además, nos arruina.

Situadas en este punto de la mediana edad, sabemos que la desesperanza que sentimos no se cura a base de fármacos, porque no estamos enfermas, sino heridas por la estigmatización social de la transición. Necesitamos tener una respuesta ante la desvalorización, ante la opresión que viene de fuera y pretende dejarnos fuera de juego.[11] Entramos, pues, en un valioso tiempo de balance de la propia vida, miramos hacia dentro de nosotras, reorganizamos nuestras prioridades y, en consecuencia, mostramos una menor eficacia en nuestro servicio de atención a los demás. Por lo tanto, es fácil que la sociedad trate de estigmatizarnos con el objetivo de disuadirnos de tales proyectos personales y de vengar nuestro abandono de los deberes de servicio a la comunidad que tan diligentemente hemos cumplido durante tantos años. Mirar de cerca nuestra existencia, reflexionar sobre la vida pasada y futura y respetar nuestra edad requiere tiempo y espacio. Cualquier

---

[10] Término que tomo prestado de Sandra Coney: Coney, Sandra, *The menopause industry: How the medical establishment exploits women*, Alameda, California: Hunter House, 1994.

[11] Freixas, Anna, *Yo, vieja. Apuntes de supervivencia para seres libres*, Madrid: Capitán Swing, 2021.

paso, actitud, resolución que tomemos serán leídos bajo la idea de la *menopausia como crisis existencial*, dentro de las coordenadas negativas de una lectura social prejuiciosa, y nunca como lo que es: una interesante toma de control personal. Entramos en la edad de la renovación.

De todas maneras, la libertad que estrenamos ya la conocíamos. Quizás la habíamos olvidado, pero dispusimos de ella durante los años de la infancia. Tanto Germaine Greer[12] como Christiane Northrup[13] señalan la menopausia como la oportunidad de recuperar esa identidad menos entregada y más libre que nos otorgaba la niñez. Volver a ser la niña que fuimos. Esta idea hace hincapié en el hecho de que el periodo que se extiende entre el *ya eres mujer* y el *ya no eres mujer*, dominado por el bullir hormonal, nos aleja de nuestro ser verdadero. Sin embargo, este puede reaparecer, para devolvernos la palabra durante el último tercio de nuestra vida. Además, la menopausia tiene también su quid: abre la puerta a la manifestación de la ira de las mujeres, tantos años contenida; vuelve a ponernos en contacto con la rabia, tras muchos años de autocensura debida a los efectos del estrógeno que nos hace más dóciles y sumisas. No es que nos pongamos de acuerdo y demos todas rienda suelta a la rabia que en la etapa anterior de seres amables y sostenedores del equilibrio familiar habíamos contenido. No. Es que llega el momento en que, finalmente, nos damos permiso para llamar a las cosas por su nombre y no aceptamos seguir llevando todo el peso. Pero la ira, nuestra ira, nos asusta. Nos da miedo expresarla porque sabemos que la sociedad no acepta la rabia femenina, que es percibida como un signo de *no feminidad*.

La narración y la celebración de esta transición nos permite crear un nuevo imaginario acerca del ciclo vital de las mujeres, poner en valor la edad como un logro, una meta que conseguir, un espacio de vida. Para ello, necesitamos modelos. Modelos en los que mirarnos. Nunca antes habíamos vivido tantos años y con

---

[12] Greer, Germaine, *El cambio. Mujeres, vejez y menopausia*, Barcelona: Anagrama, 1991/1993.
[13] Northrup, Christiane, *La sabiduría de la menopausia*, Barcelona: Urano, 2001/2002.

tanta educación y vida propia; así que no es de extrañar que no sepamos hacia dónde mirar para encontrar maneras atractivas de estar en el mundo, de vivir la menopausia, de ser mayores. Necesitamos oír muchas narrativas sobre el hacernos mayores, de manera que podamos identificar pedazos de nosotras mismas aquí y allá, encontrando, creando espacios de libertad. Argumentos para el cambio, razones para el largo trayecto.

Pero ¿de qué hablamos cuando hablamos de menopausia?

«La menopausia es, probablemente, uno de los temas con menos glamur que podamos imaginar, lo cual resulta bastante interesante, ya que es uno de los pocos temas que mantienen trazas y restos de tabú».

Ursula K. Le Guin[1]

El término *menopausia* fue utilizado por primera vez en 1816 por el médico francés C. P. L. de Gardanne, quien la describió como «la edad crítica» y también como «el infierno de las mujeres». Mal empezamos. En los últimos años del siglo XX la interpretación y explicación de la menopausia se convirtió en un tema de gran calado, no solo como un proceso individual, sino también como un hecho social, dadas las diferentes posiciones que la medicina y el pensamiento feminista mantienen al respecto. Podemos considerar que es una de las cuestiones de salud más controvertidas de las últimas décadas, en la que las perspectivas resultan antagónicas. Históricamente se han sostenido dos enfoques básicamente irreconciliables. Por un lado, están los planteamientos biomédicos que la conceptualizan como una enfermedad por déficit hormonal que debe ser tratada para evitar el cúmulo de pérdidas y deterioros que conlleva, y por otro se encuentran las teorías feministas y socioculturales que la entienden como un proceso natural y esperable en la vida de las mujeres, que supone

---

[1] Le Guin, Ursula K., «The space crone», en Mary Crawford y Rhoda K. Unger (eds.), *In our own words: Writings from women's lives*, Boston: McGraw Hill, 2001, p. 136.

pérdidas y también ganancias, de la misma índole que el resto de las transiciones evolutivas a lo largo del ciclo vital.

Para hablar de la menopausia se utilizan diversos términos: *perimenopausia, climaterio, premenopausia* y *postmenopausia*, y también el término *menopausia* a secas. Ann Voda[2] la define como el cese permanente de la menstruación como resultado de que la actividad folicular del ovario ha cumplido su ciclo, y explica la perimenopausia como la transición que empieza con el primer sofoco[3] y termina cuando se cumple un año desde la última regla, momento en el que somos ya menopáusicas de pleno derecho. Como todas las mujeres sabemos, este es un periodo de duración indefinida, que empieza varios años antes de la menopausia, en los que comenzamos a notar algunos cambios en el ciclo hormonal y en nuestro cuerpo, y sigue varios años después, hasta el momento en que nuestro cuerpo se adapta a la nueva situación hormonal. Así, lo que conocemos por menopausia no es un hecho concreto, sino un periodo de tiempo de duración indefinida (entre tres y seis años, o más) en el que una mujer se sitúa en una nueva fase fisiológica vital que incluye el cese de la ovulación y el descenso de los niveles hormonales.

La menopausia conlleva cambios hormonales, al igual que la menarquia. La entrada y salida del periodo reproductivo está marcada por fluctuaciones importantes de las hormonas sexuales. Durante la pubertad el sistema reproductivo hormonal se está preparando para la actividad, y durante la perimenopausia se está preparando para la inactividad, para la retirada. Los dos son estadios evolutivos perfectamente normales y ambos necesitan varios años para completarse.

Es una etapa biológica, como cuando te viene la regla. Solo que en esta etapa la regla se va, pero nos deja toda la sabiduría y el gozo adquiridos en los años de fertilidad.

---

[2] Voda, Ann M., *Menopause, me and you: The sound of women pausing*, Binghamton, Nueva York: Haworth Press, 1997.
[3] Eso del «primer sofoco» resulta una explicación algo difícil de sostener cuando hay tantas mujeres que no tienen ninguno, ni siquiera ese «primer sofoco».

La perimenopausia y la menopausia constituyen un tiempo en el que el sistema general de una mujer sufre cambios importantes. Estos cambios no se limitan a nuestros órganos reproductivos; muchas células en nuestro cuerpo están afectadas por las fluctuaciones hormonales que tienen lugar en este periodo y las mujeres vivimos una diversidad de experiencias que son consecuencia de estos cambios. Estas vivencias varían significativamente de unas mujeres a otras. Algunas experimentan algunos sofocos que apenas les molestan, y poco más. Otras tienen experiencias muy incómodas —fuertes calores nocturnos que las despiertan por la noche, sequedad en la piel y también vaginal, incontinencia e infecciones urinarias, dolor de cabeza y alteraciones del humor, que suelen ser los signos más frecuentes—.[4]

La menopausia ha sido descrita históricamente con frases de lo más desasosegantes, como la edad de la desesperación, de la pérdida de significado, el principio del fin, el inicio de la invisibilidad social, de la carencia de atractivo y valor en el mercado heterosexual-patriarcal y, también, como el detonante del declinar físico, social, emocional y sexual. Casi nada. No salgo de mi asombro al constatar que estos mensajes siguen vigentes en pleno siglo XXI a sabiendas de que la antropóloga Margaret Mead,[5] ya en los años cincuenta del siglo pasado, nos legó un elogio extraordinario de la menopausia: «La fuerza más creativa del mundo es el entusiasmo de una mujer con el vigor postmenopáusico». Ahí hace hincapié en la brillante energía que propicia la menopausia, que nada tiene que ver con la desesperación y la tristeza que nos quieren vender. Mead se refiere al estallido de ímpetu que nos proporciona la menopausia, a partir de la cual podemos iniciar un periodo de mayor autenticidad e interrelación, una etapa de activismo social y, lo que más me gusta, un tiempo a partir del cual nos empleamos a fondo en trabajar como guardianas de la vida. Hasta entonces teníamos nuestras energías centradas en la construcción de nosotras mismas

---

[4] Callahan, Joan C., «Menopause: Taking the cures or curing the takes?», en Margaret Urban Walker (ed.), *Mother time: Women, aging and ethics*, Lanham: Rowman & Littlefield, 2000, pp. 151-174.

[5] Mead, Margaret, *Adolescencia y cultura en Samoa*, Barcelona: Paidós, 1939/1990.

como profesionales y como miembros de una trabajosa y agotadora unidad familiar; ahora llega el momento en que podemos desplazar nuestro vigor y ofrecerlo, además, a la comunidad.

Las palabras de Margaret Mead evidencian una verdad como una casa que debería estar escrita en letras mayúsculas en las salas de espera de las consultas ginecológicas y, sin embargo, no la vemos reproducida en ningún lugar. Será por el pánico social a que una horda de mujeres menopáusicas ocupe las calles, las asambleas populares, las camas matrimoniales, los espacios de poder y de toma de decisiones, con esa potente energía. Lo cierto es que, en lugar del principio del fin, muchas mujeres encuentran en la postmenopausia un nuevo comienzo en su vida, una resurrección, marcada por una mayor energía, creatividad, entusiasmo y sentido de la vida, aprovechando las oportunidades de esta etapa con deleite.

Estaba yo sumida en estos pensamientos y me sentía un poco desanimada, abrumada por la enorme dificultad para luchar contra este estigma, al constatar que, a pesar de los esfuerzos llevados a cabo por tantas mujeres preparadas, era muy leve el avance producido en la transformación de esta arraigada creencia social, cuando de repente me tropecé con un artículo sobre un diccionario *online* de árabe —Al Maany— que en 2021 ha agregado, una nueva entrada: *Age of Renewal*. En ella se cambia la descripción que se hacía de la menopausia como «edad de la desesperación» —*Age of Despair*— por la de «edad de la renovación» —*Age of Renewal*—.[6] Tomaron esa decisión a partir de los resultados de una investigación en la que participaron también profesionales creativos y médicos y que mostró que el 82 % de las mujeres deseaban que para la transición menopáusica se utilizara un término que por encima de todo incluyera un componente positivo. Se barajaron otros nombres posibles: la edad de la sabiduría; la edad de la madurez; la edad de la comodidad. Por cierto, acepciones todas muy posibles e interesantes que, si decidiéramos utilizarlas en nuestra cotidianeidad, probablemente contribuirían a transformar el imaginario actual y a normalizar acepciones más positivas

---

[6] https://www.news24.com/citypress/voices/its-time-to-normalise-conversations-about-menopause-in-the-workplace-20210806.

y veraces. Además, ayudaríamos a desvanecer algunos de los temores con que las mujeres jóvenes anticipan esta transición.

Han definido «la edad de la renovación» de la siguiente manera: «Es la edad en la que una mujer llega a la menopausia y la ovulación se detiene y su energía se renueva para una nueva y prometedora etapa de su vida». En la argumentación y defensa de este nuevo término vemos que «la edad de la renovación» refleja la vitalidad, el vigor y el impulso que las mujeres postmenopáusicas personifican. Con la utilización del término *renovación* se inicia un camino semántico inverso al que hasta ahora se recorría con la idea subyacente de la menopausia como el principio del fin. Se resignifica el pasaje hacia la menopausia y la postmenopausia como un trayecto hacia una existencia significativa, hacia el triunfo y el éxito, frente a la idea de la insignificancia postmenopáusica que sostiene nuestra cultura androcéntrica y edadista. Porque de eso se trata: nuestra definición cultural de la menopausia es un paradigma de discriminación sexista y edadista.

En esta nueva dinámica de relación con los demás tenemos la oportunidad de ser mejores personas y recuperar la voz que perdimos antes de la adolescencia, a medida que nos fuimos adaptando a las restricciones de la feminidad y la heterosexualidad, en ese tiempo en el que preferimos perder la voz para mantener las relaciones, como argumenta Carol Gilligan.[7] En esta restauración de la voz, una vez caído el velo de las hormonas, decimos por fin la verdad que durante tantos años hemos tratado de edulcorar[8] y, además, podemos recuperar la personita libre que éramos.[9] Con esta voz verdadera somos el oráculo, aunque a veces a quienes nos rodean no les resulte agradable oír determinadas verdades a las que no están acostumbrados. En nuestra sociedad la menopausia está teñida de todos los tonos de gris hasta el negro más profundo, lo cual no deja de ser una estratagema patriarcal para desmoralizarnos, con el fin de que sigamos siendo complacientes cuando

---

[7] Gilligan, Carol, *El nacimiento del placer*, Barcelona: Paidós, 2002/2003.
[8] Lerner, Harriet G., *La verdad y la mentira en la vida de las mujeres*, Barcelona: Urano, 1994.
[9] Northrup, Christiane, *La sabiduría de la menopausia*, Barcelona: Urano, 2001/2002.

lleguemos a la mitad del camino de la vida y empecemos a sacar los pies del plato.

A pesar de semejante cantidad de anuncios agoreros, actualmente muchas mujeres anticipan la menopausia con ilusión porque saben que sus beneficios incluyen el fin de algunas preocupaciones y molestias. Es el caso de las mujeres cuyos periodos han sido especialmente dolorosos e inhabilitantes. Además, ahora ya no tenemos la posibilidad de embarazarnos, lo cual es una excelente noticia para quienes tienen relaciones heterosexuales y no desean tener hijas o hijos a los 50 años. Sin embargo, a veces la menopausia —especialmente cuando se vive a una edad temprana, por la circunstancia que sea— puede ser causa de preocupación y tristeza al constatar que no se van a poder tener hijas o hijos. Aunque las técnicas de reproducción asistida hacen hoy lo que en otros tiempos, cuando éramos más crédulas, habríamos llamado milagros. Además, para muchas mujeres, con la menopausia llega el fin de la utilización de las diversas y molestas técnicas de anticoncepción, el pánico a quedarse embarazada y las consiguientes pastillas post y una ligereza para el encuentro sexual desconocida hasta el momento que permite experimentar, para aquellas que lo desean, una erótica más intensa y libre.

Un aspecto del que tampoco encontramos referencia en los libros sobre menopausia es que gracias a ella nos apeamos de la montaña rusa emocional a que nos tenía acostumbradas la regla. Las mujeres postmenopáusicas destacan el hecho de disponer ahora de un mayor control de las emociones y de ser capaces de mirar con mayor distancia hechos y situaciones que anteriormente habrían sido motivo de altibajos. Además, la edad de la renovación nos permite sentirnos más libres en numerosas facetas del día a día, más comprensivas, menos dramáticas. Decimos lo que sentimos, expresamos lo que deseamos o necesitamos, con una frescura y naturalidad hasta el momento poco habituales, empantanadas como estábamos en los mandatos de la feminidad y la heterosexualidad. Ya era hora.

Germaine Greer[10] define la menopausia como un acontecimiento natural que ofrece a las mujeres la oportunidad de un

---

[10] Greer, Germaine, *El cambio. Mujeres, vejez y menopausia*, Barcelona: Anagrama, 1991/1993.

renacimiento espiritual y la liberación de la atención sexual de los hombres. Christiane Northrup[11] apoya esta argumentación cuando plantea que la menopausia es una fase del desarrollo que contiene promesas de transformación y curación del cuerpo, la mente y el espíritu. Nos otorga sabiduría y el valor de poder expresarla, una vez que gracias a ella se levanta ese velo oscurecedor de la visión y de la vida que generan en nosotras las hormonas reproductivas. En su opinión la menopausia supone una oportunidad para ver lo que necesitamos cambiar en nuestras vidas para poder vivir con sinceridad y plenitud la segunda mitad de la existencia. Ambas autoras nos han legado unos textos profundamente liberadores en los que, de maneras diversas, coinciden en considerar que la menopausia nos proporciona la oportunidad de volver a ser la niña que éramos, antes de que las hormonas nos hicieran diligentes e inagotables. Una auténtica renovación.

A medida que nos acercamos a la menopausia, la cantidad de hormonas fluctúa y podemos experimentar en nuestro cuerpo los efectos de los niveles altos y bajos de estrógenos. Es decir, bajos niveles de estrógeno (que están asociados con los sofocos) pueden causar que el sistema de la mujer de repente se ponga en alerta y sobreproduzca estrógeno, dando lugar a fenómenos que se relacionan con los niveles altos de este (dolor de cabeza y molestias en el pecho, entre otros). También en algunos momentos de la vida los cambios hormonales causan molestias, como las náuseas y vómitos en el embarazo, por ejemplo. Estas molestias, tanto en la menopausia como en el embarazo, no se deben a una deficiencia, sino a la respuesta corporal al cambio en los niveles hormonales, cuyas fluctuaciones pueden explicar por qué la perimenopausia puede ser un tiempo de rápidos y aparentemente inconsistentes altibajos.[12]

Los aspectos negativos de estos cambios pueden atenuarse a través de otros caminos alternativos que incluyen una dieta atenta a las necesidades reales del momento y la persona, el incremento

---

[11] Northrup, Christiane, *La sabiduría de la menopausia*, Barcelona: Urano, 2001/2002.

[12] Callahan, Joan C., «Menopause: Taking the cures or curing the takes?», en Margaret Urban Walker (ed.), *Mother time: Women, aging and ethics*, Lanham: Rowman & Littlefield, 2000, pp. 151-174.

del ejercicio físico y, sobre todo, llevando a cabo determinados cambios en el estilo de vida (menos estrés y más deseo). Sin embargo, a las mujeres se nos argumenta con insistencia que la solución la debemos buscar en la intervención médica, lo que hasta hace poco solía significar la necesidad de tomar un tratamiento hormonal sustitutorio —¡de por vida!— para disminuir nuestros signos o prolongar nuestra salud y nuestra juventud.

A pesar de que la menopausia ha sido siempre un tema oculto, hoy son numerosos los trabajos de divulgación y científicos que la tratan y plantean como un asunto natural, incluso en los medios de comunicación. Que se hable de ella es importante y necesario; sin embargo, sigue habiendo una buena parte de mujeres que no dispone de una información amplia y veraz que les proporcione un conocimiento tranquilizador acerca de sus ventajas e inconvenientes.

De la menarquia a la menopausia

«La pubertad y la menopausia son estados de transición [...] y se parecen mucho».

ELENA ARNEDO[13]

La menopausia conlleva cambios hormonales. También los tuvimos, e importantes, en la menarquia, pero parece que en aquel momento no interesaban a nadie. De hecho, a lo largo del ciclo vital se producen continuas modificaciones hormonales que afectan a las mujeres y también a los hombres. Algunos de estos cambios, como los que se producen en la adolescencia, se consideran naturales, saludables, necesarios, y son recibidos con regocijo y valorados emocional y socialmente como signo inequívoco de integración en el mundo adulto, muestra de desarrollo y promesa de futuro. Sin embargo, durante la menopausia los cambios hormonales son evaluados como muestra de una carencia que debe remediarse y se convierten en la madre de todas las batallas, en la explicación de causa

---

[13] Arnedo, Elena, *La picadura del tábano. La mujer frente a los cambios de la edad*, Madrid: Aguilar, 2003, p. 23.

única que justifica cualquier queja, problema o malestar. No se tiene en cuenta que la disminución de estrógeno y el cambio en el equilibrio hormonal que se da en la menopausia nos ofrecen exactamente el nivel hormonal que la OMS denomina «suficiente» para las necesidades de nuestro cuerpo en los años post-reproductivos.

La naturalicé como una etapa equivalente a la menarquia.

El discurso sobre la menarquia suele hacer hincapié en lo estupenda que es esta transición y omite, casi sistemáticamente, los problemas con que nos encontramos después de la primera menstruación y que mes a mes nos van a acompañar hasta la menopausia. A partir de ahora tenemos una preocupación mensual, tanto si viene como si no. Cuando llega lo hace, frecuentemente, precedida de un molesto síndrome premenstrual y acompañada de otras incomodidades. Peor es que no aparezca. El vaivén hormonal nos produce acné; nos hinchamos y deshinchamos cíclicamente; el humor también va y viene y algunos temores y molestias nos acompañan cada mes. Ahora, determinados valores bioquímicos corporales que son considerados normales y no problemáticos en etapas anteriores de la vida, en la menopausia parecen necesitar tratamiento médico, al menos en la *versión oficial*. Lo mismo ocurre con la desigual importancia que se otorga a los niveles bajos de estrógenos endógenos en la preadolescencia, similares a los que tenemos en la menopausia y con la diferente valoración que se da a las reglas irregulares que en la edad joven se consideran perfectamente normales, mientras que cuando se producen en la perimenopausia se califican como patológicas.[14] Esta valoración desigual que parece tratar de convencernos de que todo lo que se relaciona con la demostración de nuestra capacidad reproductiva es bueno e intenta desanimar cualquier intento de disenso me resulta sospechosa. ¿Quién decide qué hormonas son buenas y cuáles son malas?[15]

---

[14] Derry, Paula, «What do we mean by 'The biology of menopause'?», *Sex Roles*, 46 (1/2), 2002, pp. 13-23.

[15] Gannon, Linda y Bonnie Ekstrom, «Attitudes towards menopause: The influence of sociocultural paradigms», *Psychology of Women Quarterly*, 17, 1993, pp. 275-288.

Si no fuera por la connotación social que suele darse a la menopausia, para mí sería infinitamente más irrelevante que la menarquia.

Así como un buen día te levantas y *ya eres mujer*, solo por el hecho de que has empezado con la menstruación y todo el mundo celebra tu ingreso en el mundo de las compresas, otro día *ya no eres mujer*, por el mero hecho de que llevas meses sin las molestias de la menstruación, puedes tener relaciones sexuales sin temor a embarazarte, ya no te duelen los pechos con el síndrome premenstrual y te ahorras un capital en tampones y compresas. Y, curiosamente, la sociedad no lo celebra como una liberación, sino como un estigma.

Al no tener cambios cíclicos hormonales se acabó el dolor de mamas premenstrual. ¡Una liberación!

Con la menarquia las chicas se dan cuenta de que, de repente, han empezado a ser visibles en el mercado sexual. Al alcanzar el estadio reproductivo —femenino, sexual— pasan de la infancia invisible a la *mujeridad* manifiesta. Justo al contrario de lo que ocurre en la menopausia, en que se pasa de la visibilidad que otorga el ser objeto de deseo a la invisibilidad. A medida que vamos experimentando el cuerpo como más *apartado de la norma heterosexual* y, por lo tanto, cada vez más *otro*, más diferente, nos sentimos más invisibles e ignoradas, percibimos que ya no estamos en el circuito del deseo sexual, del atractivo definido en el sistema de género.[16]

Ha variado el deseo de los hombres que ha pasado de ser ostensible a no existir. Percibo que soy invisible para los hombres y también para muchas mujeres jóvenes.

Entre la menarquia y la menopausia se produce un contrasentido cultural nada desdeñable. Así, en nuestra sociedad, la menstruación

---

[16] Dillaway, Heather E., «(Un)changing menopausal bodies: How women think and act in the face of a reproductive transition and gendered beauty ideals», *Sex Roles*, 53 (1/2), 2005, pp. 1-17.

hasta ahora mismo ha conllevado un tabú que la mantenía oculta y que nos ha acompañado avergonzándonos durante todo el periodo fértil: de ella no se hablaba ni en público ni en privado. Venía y se iba cada mes sin que quienes nos rodeaban debieran enterarse. Para ello utilizábamos eufemismos inciertos y ridículos: «tengo visita», «estoy mala». Me alegra comprobar que actualmente, gracias a la aprobación de leyes como la del aborto de diciembre de 2022, las mujeres que sufren un dolor menstrual incapacitante[17] tienen derecho a pedir una baja laboral. También han sido muy importantes, para normalizar la visibilidad de este hecho natural que nos acompaña mes a mes, las diversas acciones positivas que empiezan a implementar algunos países o tímidamente algunas administraciones[18] incorporando el dolor menstrual a la agenda de salud. Con todo ello la regla parece que empieza a tener un espacio no estigmatizado en la conversación y la vida cotidiana, en la empresa y en la política.

Esto es muy importante, teniendo en cuenta que se produce una interesante relación beneficiosa entre las actitudes favorables hacia la regla y la vivencia de la menopausia y sus posibles signos como un acontecimiento positivo en la vida.[19]

En la cultura tradicional, las mujeres menstruantes son impuras y no pueden llevar a cabo determinadas actividades, como participar en las tareas derivadas de la matanza del cerdo o hacer una simple salsa mayonesa, porque corrompen o estropean el producto. Las plantas que ellas cuidan durante los «días críticos» se marchitan y mueren. Bien. La menopausia, por definición, termina con la menstruación y, lógicamente, con ella debería desaparecer el tabú y convertirnos en mujeres puras; sin embargo, en nuestra sociedad esto no es así. La prohibición permanece y se transforma: ahora ya no somos mujeres. En otras culturas, las

---

[17] https://elpais.com/eps/2022-05-29/hablemos-de-la-regla.html.
[18] https://elpais.com/sociedad/2021-11-28/me-pasa-que-tengo-la-regla.html?event_log=oklogin.
[19] Morrison, Lynn A., Lynnette L. Sievert, D. E. Brown, N. Rahberg y A. Reza, «Relationships between menstrual and menopausal attitudes and associated demographic and health characteristics: the Hilo Women's Health Study», *Women & Health*, 50(5), 2010, pp. 397-413.

mujeres ancianas en la postmenopausia adquieren una posición respetable —justamente porque no tienen la impureza ritual de la menstruación—, cosa que no se produce en la nuestra, donde parece que se confirma el principio feminista que nos advierte de que «hagas lo que hagas, te equivocarás». Quizás el trasfondo real nada tenga que ver con la menstruación o la ausencia de ella, sino con la misoginia incrustada en la mente de nuestra sociedad que apenas nos tolera algunos días al mes, mientras somos objeto de su deseo y nos liquida por completo al definirnos como «no mujer» en la postmenopausia.

No en nuestras manos

Uno de los supuestos avances del siglo xx fue la extensión del sistema de salud, la modernización de la medicina y de los hospitales —con el uso de tecnologías avanzadas— y, sobre todo, la consideración de que los cuerpos femeninos, respecto de sus funciones reproductivas, necesitaban indefectiblemente ser tratados. Los avances de la medicina, los intereses de la industria farmacéutica, el mayor poder adquisitivo de la población y el mito de la belleza y de la eterna juventud hicieron el resto.

Si hasta entonces llevábamos a cabo las tareas reproductivas con paciencia y sabiduría en nuestras casas —sábanas blancas, agua caliente, matrona, silencio, emoción, desconocimiento del sexo del bebé en ciernes—, ahora el «adelanto» consistía en hacer dejación de nuestros saberes y ofrecer nuestros partos y menopausias a la clase médica. Hasta los siglos xvi-xvii el embarazo, parto y postparto era un asunto femenino en el que disponíamos de autonomía y autoridad reconocidas. De hecho, hasta entonces, en las imágenes que representan partos, las parturientas son asistidas por otras mujeres; sin embargo, a partir del siglo xvi, gracias a la reacción de las autoridades religiosas del momento, se produce un cambio en las representaciones pictóricas que anuncia la transformación futura. A partir de ahora, los ángeles reemplazan a las mujeres en la asistencia en este momento crucial, de manera que se atribuye a ellos la atención a los partos. Ángeles que en la vida real serán sustituidos por personal sanitario, cada vez con mayor presencia masculina.[20]

En unos tiempos en los que las mujeres no teníamos acceso a la universidad, la medicalización de los procesos naturales de la vida, a partir de la creación de las especialidades de obstetricia y ginecología, nos apartó del ejercicio legitimado de nuestros conocimientos ancestrales. A partir de ahí hemos parido en posiciones imposibles —cómodas, eso sí, para el ginecólogo o la ginecóloga—, empapuzadas de química para acelerar las contracciones y con altísimas probabilidades de no librarnos del corte correspondiente (episiotomía) y los puntos que nos amargan el postparto y en numerosas ocasiones la futura satisfacción sexual. Aunque ahora todo esto puede quedar pronto para el recuerdo, si tenemos en cuenta que somos uno de los países con mayor número de cesáreas. El parto, como la menopausia en el caso de las histerectomías, también se lleva a cabo por decreto, en nuestra sociedad tecnológica y estresada. Una violencia obstétrica insoportable.

Cuando llega el momento de la menopausia, nuestros cuerpos son sometidos a los protocolos clínicos que deciden lo que tenemos que hacer, sí o sí, porque ahora que ya no tenemos la regla pueden ocurrirnos muchas cosas. La gran complejidad biopsicosocial de la menopausia ha sido simplificada a través de las guías prácticas que orientan a médicas y médicos acerca de cuáles son los caminos a seguir en la consulta cuando una mujer de mediana edad comenta que sufre alguno de los famosos signos atribuidos a la menopausia, en cuyo caso se le prescribe el «tratamiento oportuno». Los protocolos pretenden ser «objetivos», evitando que la médica o médico actúe al tuntún, aunque el margen de subjetividad es preocupante. ¿De qué prejuicios se parte cuando se decide tal o cual tratamiento? En muchos casos desde la atención primaria se deriva a la mujer al ginecólogo o ginecóloga, o directamente se le receta un tratamiento que tiene muchas probabilidades de ser de hormonas o de psicofármacos, según se considere que «estamos de los nervios» o que «estamos de las hormonas». Depende. ¿Dónde queda la escucha?

---

[20] Duby, Georges y Michelle Perrot (eds.), *Historia de las mujeres. 3. Del Renacimiento a la Edad Moderna*, Madrid: Taurus, 1990/2000.

En la madurez se nos muestra como «víctimas de la edad» y de nuestra diferencia sexual, necesitadas de ayuda médica para tratar esta «enfermedad» innombrable, y, sobre todo, para poder sentirnos de nuevo «jóvenes y femeninas». La medicalización de la menopausia —y la de los procesos naturales de la vida femenina, como el parto, la lactancia, la menstruación— ha alejado a las mujeres del dominio y del control de sus cuerpos. Ha minado nuestra confianza para recorrer esta experiencia con la misma naturalidad con que afrontamos cualquier otra transición anterior y nos impide confiar en que se trata de un proceso natural y saludable y, sobre todo, ha exacerbado el miedo a envejecer.[21]

La idea de que las mujeres necesitamos tomar hormonas para mantenernos sanas equivale a decir que nuestros cuerpos son imperfectos, que la naturaleza *debe ser corregida*. Nos convierte en pacientes de por vida y en receptoras pasivas de atención médica. Al otorgar a la clase médica toda la autoridad sobre nuestros cuerpos durante un montón de años nos alejamos de nuestra capacidad para comprender el momento en que nos encontramos y asumir la responsabilidad de nuestra salud. Todo ello hace que para muchas mujeres resulte difícil esta transición que se espera con demasiado miedo para vivirla con naturalidad. La investigación reciente ha mostrado que las mujeres que conceptualizan la menopausia dentro del paradigma biomédico tienen actitudes más negativas hacia ella y que redundan en mayores síntomas depresivos.[22]

La medicalización y la estigmatización de la menopausia han servido para patologizarla y para connotar negativamente a las mujeres menopáusicas. No nos ayuda en el proceso de concienciación, aceptación y toma de posesión de nuestro cuerpo, sino que nos lleva a tener una actitud obsesiva con el cuerpo y el envejecer. Amén de que permite un control de la clase médica sobre nuestras vidas que —y esto me parece muy grave e importante— elimina la

---

[21] Ferguson, Susan y Carla Parry, «Rewriting menopause: Challenging the medical paradigm to reflect menopausal women's experiences», *Frontiers: A Journal of Women Studies*, 19, 1998, pp. 20-41.

[22] Dennerstein, Lorraine, Philippe Lehert y Janet R. Guthrie, «The effects of the menopausal transition and biopsychosocial factors on well-being», *Archives of Women's Mental Health*, 5, 2002, pp. 15-22.

voz de las mujeres del argumento legitimado, al generar un conocimiento incompleto de la experiencia femenina en este periodo de la vida. Susan Ferguson y Carla Parry muestran una actitud crítica hacia la medicalización de la menopausia porque, en su opinión, perpetúa la obsesión insana de nuestra sociedad con el cuerpo de las mujeres, desacredita y falsea su experiencia, minimiza los riesgos de la terapia de reposición hormonal y utiliza tácticas que aseguran la adherencia de las mujeres al modelo médico de la menopausia.

La argumentación de retener la feminidad se ha ido desprestigiando con los años y ha evolucionado hacia un discurso sobre el mantenimiento de la salud. Necesitamos preguntarnos qué es lo que las mujeres de mediana edad realmente necesitan en términos de salud y si de verdad requieren la ingestión general de hormonas. La retórica actual ha cambiado el eslogan de Wilson,[23] que enfatizaba la posibilidad de «permanecer femeninas para siempre», por la insistencia en señalar la oportunidad que nos ofrece el tratamiento hormonal de «vivir de manera más sabia». El lenguaje que utiliza la terapia hormonal contribuye a la construcción de la menopausia como una deficiencia y una enfermedad. No hay ninguna razón para asumir que una mujer deba tener los mismos niveles hormonales durante y después de sus años reproductivos.[24] Tendremos que reescribir y desmedicalizar entre todas el lenguaje y la explicación de la menopausia. Limpiarlo de conceptos como *tratamiento*, *síntomas* y *patología* y plantear la experiencia en términos de cambio vital normalizado, a través de las diversas y contradictorias voces de las protagonistas.

Una de las tareas que tenemos delante es cómo desestigmatizarla; al fin y al cabo, las mujeres queremos tener la menopausia y poder pregonarla, si queremos y nos parece bien, retando los mitos, los estereotipos y las imágenes degradantes que sobre esta transición ofrecen los medios de comunicación, la literatura y la

---

[23] Wilson, Robert, *Feminine Forever*, Londres: W.H. Allen, 1966.
[24] Callahan, Joan C., «Menopause: Taking the cures of curing the takes?», en Margaret Urban Walker (ed.), *Mother time: Women, aging and ethics*, Lanham: Rowman & Littlefield, 2000, pp. 151-174.

industria médica, farmacéutica y estética. Las mujeres que en este momento vamos camino de la vejez llevamos superados muchos frentes. Conquistamos la anticoncepción, el derecho al aborto, al divorcio, la igualdad legal, el voto, el reconocimiento de la diferencia sexual, la coeducación y, recientemente, otros derechos altamente transformadores de la vida real, como el matrimonio y la adopción entre lesbianas y homosexuales, así como la ley de garantía integral de la libertad sexual. Llevamos muchas batallas incruentas ganadas; no somos personas fáciles de convencer ni de manipular; en nuestro esfuerzo colectivo por llegar a ser nosotras mismas, por decidir si queríamos o no reproducirnos y qué queríamos hacer con nuestros cuerpos y nuestras vidas, hemos aprendido a oler rápidamente el tufillo del interés patriarcal y del negocio con nuestro cuerpo, y a rehuirlo.

La menopausia, un laberinto de género y edadismo

Las mujeres tenemos un problema con la menopausia, una transición por la que tarde o temprano pasaremos todas. No tanto con el cese de la regla en sí mismo como con el significado social y cultural que nuestra sociedad le ha asignado, de forma nada inocente, desde luego. La menopausia, como proceso vital, ha sido estigmatizada por género y por edadismo. Porque claro que tiene que ver con nuestros cuerpos, pero sobre todo se relaciona con nuestras vidas, como una unidad. Se trata de un proceso corporal marcado por un potente contenido sociocultural. Tiene que ver con la fisiología que nos lleva a no menstruar y también con las transformaciones que asoman en nuestra anatomía. Estas, por cierto, no son de ahora mismo, sino que llevan fraguándose desde hace unos pocos años; si bien hasta el momento no les habíamos hecho demasiado caso porque no les habíamos asignado el temido nombre de *menopausia*. Tan contentas.

Y ahora, estos mismos cambios corporales, cuando los inscribimos en el periodo menopáusico, nos hacen entrar en pánico. Nos enfrentan a lo que los mensajes culturales, oscuros e inquietantes siempre, nos habían advertido acerca de la progresiva invisibilidad (fundamentalmente en el mercado heterosexual) a la que estamos abocadas a partir de ahora. Invisibilidad social, sexual, relacional, siempre acompañada de una sutil pérdida de valor y reconocimiento en otros ámbitos culturales, intelectuales e incluso profesionales. El temido «principio del fin», ideado para comernos la moral y abocarnos a la insignificancia.

No hay una única menopausia. Hay tantas menopausias como mujeres. Ante esta realidad necesitamos construir entre todas —porque nadie lo va a hacer por nosotras— una explicación holística que abarque la amplia gama de elementos que coinciden en el tiempo de la transición menopáusica y que la singularizan para cada una de nosotras: la biología, las creencias, la sexualidad, el medioambiente, los vínculos, las coyunturas afectivas, la situación laboral, de manera que podamos otorgarle a este proceso un significado que nos acerque a nuestro organismo, nuestro deseo y nuestra dignidad como mujeres en la mitad de la vida. Y gracias a ello podamos resignificar nuestro cuerpo menopáusico y reconciliarnos con él.

Si nos apeamos de la noria del pensamiento terrorista en que nos monta nuestra cultura y miramos en la dirección adecuada, en compañía de otras mujeres que desprenden la luz de una transición sin drama, comprenderemos que la menopausia no es señal de que algo vaya mal. De hecho, se trata justamente de lo contrario: es una demostración clara de que el cuerpo está haciendo lo que es correcto, siguiendo el orden natural de las cosas. No olvidemos que este proceso de renovación no se produce en un vacío en la vida de las mujeres, como tampoco lo hace el resto de las pautas evolutivas y procesos biológicos que vienen inscritos en el código genético y que tienen lugar a lo largo del ciclo vital. De tal manera que la situación personal, profesional, emocional y corporal acentúa, acelera, retrasa los recorridos particulares de la menopausia.

Por otra parte, vivimos en una sociedad profundamente edadista que discrimina y desprecia a las personas mayores por el mero hecho de serlo. La exclusión por edad está fuertemente enraizada en nuestra cultura donde el mandato de la belleza —como deber imposible— va unido al requisito de la juventud y la esbeltez. Difícil programa en el proceso de envejecer. No porque no podamos ser séniores y bellas, mayores y atractivas, sino porque no disponemos de suficientes modelos legitimados de belleza en la edad mayor.

La asociación de *menopausia* con *envejecimiento* ha sido una constante y ha calado tan profundamente que continúa manteniéndose en las creencias de las propias mujeres. El discurso negativo y atemorizador está muy arraigado, especialmente en las mujeres jóvenes que vislumbran esta transición con una amplia gama de temores provenientes de este mensaje cultural que se repite machaconamente, de manera que se convierte en una profecía de autocumplimiento con la que se trata de explicar cualquier situación o incomodidad que nos ocurra en este periodo. Lo cual, después de todo, no es de extrañar. No todas tenemos una madre lúcida y sabia que nos hable de libertad y de celebración, que nos anime a reconciliarnos con nuestro cuerpo y a mirar nuestra vida bajo el prisma de la luz feminista.

Veamos. Mientras los hombres transitan por los procesos andropáusicos con gran reconocimiento y jaleamiento social —a pesar de las innumerables muestras de desequilibrio emocional, intelectual, social y relacional que en esta etapa muestra una parte importante de los seres masculinos—, las amenazas que advierten a las mujeres sobre las catástrofes que se avecinan en su cuerpo y en su vida con la menopausia resuenan como trompetas de Jericó desde mucho antes de que llegue el momento menopáusico. Todo ello con el fin de asegurarse de que se cumpla el mandato patriarcal de la desaparición de las mujeres postmenopáusicas de la vista social y del mercado sexual, una vez que han sido convenientemente desanimadas, silenciadas y apartadas de la vista, dejando el campo libre a los hombres. Esta ley del embudo la definió Susan Sontag,[25] hace más de medio siglo, como el doble estándar del envejecimiento: en nuestra cultura, *mientras los hombres maduran, las mujeres envejecen*. Un ejemplo del edadismo sexista que

---

[25] Sontag, Susan, «The double standard of aging», en J. Williams (ed.), *Psychology of Women*, San Diego, California: Academic Press, 1979, pp. 462-478.

ha conseguido que se asocie indefectiblemente la menopausia con el envejecer.[26] Este tipo de mensaje genera un pánico que cala profundamente en las creencias de muchas mujeres y se convierte en un caldo de cultivo excelente para todo tipo de maniobras e intervenciones estéticas y médicas con las que tratamos de aferrarnos a una juventud que se evapora, aunque para ello tengamos que entregar nuestro cuerpo y dinero a la denominada «industria de la menopausia», insaciable, mentirosa, peligrosa. Esta entrega desesperada está en la base del gran negocio que supone el cuerpo de las mujeres a todas las edades y de la medicalización de procesos vitales que son naturales, normales y que fundamentalmente requieren conversación, comunicación y escucha, no hormonas.

Cuando llegamos al periodo menopáusico estamos en la mitad de la vida y nuestro cuerpo sigue cambiando, como ha estado haciendo desde que nacimos. No tenemos una idea clara de cuáles de estos cambios que ahora observamos se deben a la menopausia, son simplemente parte del programa evolutivo que ya se ha ido mostrando durante los años anteriores, o se deben a otras circunstancias de nuestra vida cotidiana. Muchas de nosotras en este tiempo estamos cuidando a nuestra prole y también a nuestros progenitores, amén de encontrarnos sumergidas en responsabilidades laborales que no queremos abandonar, ahora que hemos alcanzado un merecido reconocimiento de nuestro buen hacer profesional. Una serie de circunstancias pueden estar contaminando la vivencia de la menopausia, como la enfermedad, los cambios en la conjunción familiar, el empleo, el desempleo, la soledad o cualquier otra posible transición de la mediana edad relacionada con las relaciones afectivo-sexuales y de amistad. Lo que queda claro es que ni por asomo estamos enfermas; al contrario, nuestro cuerpo conoce el programa diseñado en el código genético y sin prisas, pero sin pausas, va siguiendo el proceso natural que nos llevará a la brillante energía de la renovación, a ser nosotras mismas, después de tantos años de una agotadora feminidad complaciente.

---

[26] A pesar de que, desde que nacemos (si tenemos suerte), vamos envejeciendo de año en año.

Vivimos la mitad de nuestra vida en un tiempo de no fertilidad. Somos mujeres con regla durante unos años de nuestra vida (aproximadamente 40); somos mujeres sin regla durante otros 40 años de nuestra vida. ¿Vamos a vivir estas cuatro décadas posteriores a la menopausia deprimidas, enfadadas con nuestro cuerpo, supeditadas a la fertilidad como seña de identidad del ser mujer? La fertilidad no nos define. Somos más que un útero con patas.

Históricamente ha habido un secretismo espeso y una enorme incomodidad cuando se ha tratado de hablar acerca de las funciones corporales íntimas de las mujeres, lo cual ha llevado a una falta de conocimiento tanto público como individual acerca del cuerpo femenino y sus recovecos. Somos nosotras mismas las principales desconocedoras de nuestra fisiología y anatomía y, desde luego, de nuestro placer. Menos aún sabemos sobre nuestro deseo.

El misterio que rodea tanto a la perimenopausia, como tiempo de paso, como a la menopausia como realidad irrefutable, es la muestra evidente de que la salud de las mujeres en la mediana edad no ha sido un asunto de excesivo interés por parte de la ciencia médica, a no ser que haya convenido en términos de mercado. En ese caso ha sido cuando, sin pensarlo dos veces, se han medicalizado todos y cada uno de los signos (que no síntomas, que serían indicadores de una enfermedad subyacente) que las mujeres han llevado a la consulta, más allá de que tuvieran o no relación con la menopausia. Hemos sido presa de todo tipo de tratamientos químicos y también de algunos cuasi milagrosos, con frecuencia peligrosos, que, además de engañarnos y enfermarnos, nos han arruinado. A nosotras, que somos las pobres del planeta.

La menopausia, considerada de forma exclusiva y premeditada como una enfermedad, se utiliza para no atender a la salud integral de las mujeres. Porque si algo define un hecho que tiene una única explicación es que resulta muy cómodo: ya que a partir de ahí no hay que preocuparse por averiguar nada más. Ya sabemos que la menopausia «como una bella capa, todo lo tapa»,[27] y cualquier inquietud o malestar que tengamos en este largo periodo

---

[27] Sáez Buenaventura, Carmen, ¿*La liberación era esto? Mujeres, vidas y crisis*, Madrid: Temas de Hoy, 1993.

de cambio se achaca a ella. Sin embargo, en el amplio lapso de tiempo que abarca la perimenopausia y la menopausia, hasta que llega el momento en que podemos considerarnos mujeres postmenopáusicas de pleno derecho, ocurren en nuestras vidas una cantidad enorme y variada de circunstancias, hechos, problemas, alegrías y desencantamientos que evidentemente no pueden ser explicados únicamente por las hormonas. Hormonas que, por cierto, cuando se instalaron en nuestro cuerpo en la pubertad, a nadie le parecieron tan malignas, pero que parece que con el paso de los años han ido convirtiéndose en la madre de todas las desgracias. Las hormonas vinieron silenciosamente y del mismo modo se fueron.

Las pensadoras feministas llevamos muchos años tratando de que las mujeres miremos la menopausia como un tiempo de verdad, liberación, pacificación y poderío, lejos de la enfermedad, el abandono, la pérdida de poder y atractivo decretado por el mercado heterosexual. Con un éxito relativo, la verdad, pero ahí seguimos con la perseverancia inasequible al desaliento de las iluminadas. Afortunadamente podemos ya identificar algunas luces.

La renovación en el ciclo vital de las mujeres

Las mujeres, en el siglo XXI, representamos una población única, en la medida en que nuestras experiencias vitales se expanden hacia unas edades anteriormente impensables y, además, en estas largas trayectorias hemos empezado a desempeñar unos papeles sociales y personales nunca antes imaginados. La transformación de los roles femeninos más allá del matrimonio y la maternidad, las nuevas situaciones afectivas y ocupacionales y la disposición de dinero y poder, así como la mayor libertad sexual, han redefinido las asignaciones sociales tradicionales y han proporcionado la base para la exploración de facetas de nosotras mismas previamente inconcebibles en una sociedad androcéntrica.[28]

---

[28] Arnold, Elizabeth, «A voice of their own: Women moving into their fifties», *Health Care for Women International*, 26, 2005, pp. 630-651.

El hecho de disponer de más de treinta años de vida buena después de la menopausia ha supuesto una interesante y necesaria invitación a la reflexión. Si antes la menopausia era el final decretado por el patriarcado, ahora podemos asegurar que es el inicio de un *mañana más*. Hasta tal punto que se ha producido en nuestra cultura una revolución de viejas; una presencia y visibilidad social a través de la ocupación de un espacio anteriormente vedado, por parte de las mujeres mayores, que es aprovechado para recorrer caminos ignotos tanto hacia el interior, en nuestro cuerpo, nuestra mente y nuestro deseo, como hacia el exterior, en las relaciones, el acceso al conocimiento, la participación social, política y cultural y la presencia activa en la vida pública.[29]

El diseño cultural de la menopausia como un hecho deprimente que debe ser ocultado refleja la idea social de que la identidad central de la mujer reside en la reproducción —y, por añadidura, en su calidad de objeto para la satisfacción sexual del varón—. Ideas que sostienen una consideración del ser mujer ligada exclusivamente a la potencialidad de la maternidad y al cumplimiento de determinados mandatos sociales. Estos planteamientos han sido sostenidos a lo largo del tiempo básicamente por algunos varones y también desde determinadas posiciones psicoanalistas.

Helene Deutsch[30] fue la primera psicoanalista que teorizó sobre la menopausia. En su obra *The Psychology of Women*, publicada en 1945, la describe como una pérdida simbólica ligada a la interrupción de la función reproductiva. Para esta autora, la salud psicológica de las mujeres se basa en su necesidad y deseo de ser madre. Según Deutsch, con la menopausia la mujer termina su existencia como portadora de vida, lo cual es como llegar a su fin natural —su muerte parcial en cuanto que servidora de la especie— y, a partir de ese momento, está implicada en una pelea activa contra la decadencia de su vida. Deutsch afirmaba que las mujeres

---

[29] Freixas, Anna, *Yo, vieja. Apuntes de supervivencia para seres libres*, Madrid: Capitán Swing, 2021.
[30] Deutsch, Helene, *The Psychology of Women*, Nueva York: Grune & Stratton, 1945.

menopáusicas vivían un duelo por la pérdida de la juventud y la belleza. Las mujeres que se muestran felices en la menopausia son anormales, según ella, no femeninas y vergonzantes. En fin.

Estas ideas, que nos pueden parecer pintorescas y trasnochadas, se mantienen sin embargo en gran medida vigentes en nuestra cultura, en la que los roles y funciones de las mujeres siguen vinculados a la función maternal y a la feminidad heterosexual y donde los parámetros básicos son la belleza, la delgadez y la complacencia hacia el varón. Por lo tanto, no es de extrañar que las mujeres en las sociedades occidentales sientan aprensión ante la proximidad de la menopausia y así seguirá siendo mientras culturalmente se siga legitimando la noción de que es una desgracia, una enfermedad y la pérdida de la feminidad y, en consecuencia, algo que ocultar.

La menopausia es un concepto fuertemente modelado por nociones socialmente construidas sobre la feminidad. Somos femeninas si tenemos hormonas y órganos reproductivos —útero, ovarios, vagina— que podemos utilizar para tener criaturas. Ya no somos fértiles, *ergo* no somos femeninas. Pero la cosa no queda ahí. La capacidad para reproducirnos está también sospechosamente ligada, en nuestra cultura, a la sexualidad y el atractivo sexual. Ya no somos fértiles, *ergo* no somos deseables ni tampoco deseamos. En resumen, si llegar a la menopausia implica no ser fértil, no ser atractiva, ser asexual, parece lógico que la interiorización de este estigma social haga que las mujeres nos resistamos a aceptarla y nos impida vivirla con naturalidad y complacencia. En el fondo de nuestra alma tememos que el imaginario cultural de la menopausia nos lleve a perder nuestra condición de mujeres, aunque no la feminidad, ya que, al fin y al cabo, siempre tenemos la capacidad de enmascararnos.

Hormona más, hormona menos... ¿puede comprometer tanto lo que somos como personas?

Las pensadoras feministas han retado estas constelaciones de creencias que incluyen el determinismo biológico y los papeles sociales tradicionales asignados a los sexos, de manera que a día de hoy ya poca gente cree que la función reproductiva es un elemento central en la vida de las mujeres, máxime en nuestro país, en el que tenemos una tasa de natalidad de las más bajas del mundo, a pesar de que las mujeres inmigrantes han venido a echarnos una mano al respecto. La baja natalidad de las sociedades occidentales indica que sus mujeres, hace ya bastante tiempo, decidieron otorgar significado personal a su vida, más allá de la maternidad, y esto lo hacen a edades tempranas, mucho antes de que la menopausia asome en sus vidas.

De hecho, la menopausia plantea una confrontación entre las expectativas socioculturales y las que mantienen las mujeres, partiendo de las circunstancias concretas y la vivencia individual de cada una de ellas. Este mismo trabajo, como algunos otros, pone en evidencia que las mujeres hoy tienen actitudes que no suponen un rechazo global de la menopausia o una visión tétrica de este proceso, mostrando que su vivencia de esta transición no es tan nefasta o negativa como puede llegar a serlo su reputación.[31] En este tipo de estudios se sitúa la menopausia como uno de los numerosos hechos que configuran la mediana edad femenina, en la que, además de la cesación de las reglas, experimentamos otras transiciones que nos devuelven a nosotras mismas, relacionadas con la coyuntura emocional, familiar y laboral en su conjunto. Por lo tanto, el énfasis otorgado a la menopausia como elemento explicativo central del malestar de las mujeres en la mediana edad no es más que una burda simplificación de la interesante complejidad de la vida adulta femenina.

Otro gallo nos cantaría si mirásemos la menopausia como una oportunidad de oro para el diseño de la segunda mitad de nuestra vida. Para plantearnos cómo queremos vivir los próximos cuarenta años —ahí es nada— que tenemos por delante. Años de profunda consciencia, libertad, en los que ponemos en práctica una capacidad de agencia que hasta el momento hemos mantenido hipotecada, gracias al quiosco de la beneficencia que nos ha absorbido años y años. Quizás ha llegado el momento de revisar las

---

[31] Cate, Mary Ann y David E. Corbin, «Age differences in knowledge and attitudes toward menopause», *Journal of Women & Aging*, 4(2), 1992, pp. 33-46.

relaciones laborales, afectivas, sexuales y familiares, la falta de tiempo personal que ha caracterizado nuestra vida, y hacer balance de lo conseguido hasta el momento. Así podremos dilucidar cómo queremos que sea nuestra vida de ahora en adelante, una vez liberadas de una buena lista de imperativos que nos han tenido constreñidas y estresadas.

Diferentes posiciones y explicaciones

«La diversidad y hasta el enfrentamiento de posiciones forma parte integrante del avance».

FRANÇOISE COLLIN[1]

A pesar de que el corpus teórico actual acerca de la menopausia es amplio y complejo, y de que en este momento podemos encontrar un buen número de explicaciones diferentes y más o menos matizadas acerca de esta transición, en este trabajo me voy a centrar fundamentalmente en las dos posiciones antagónicas que aglutinan argumentos opuestos y complementarios, los dos grandes marcos teóricos actuales para la comprensión y explicación de la menopausia: el modelo biomédico y los planteamientos socioculturales y de las pensadoras feministas.

La definición de la menopausia como enfermedad, carencia o déficit es un invento médico-comercial relativamente reciente. Fue a finales de los años sesenta del siglo pasado cuando el ginecólogo canadiense Robert Wilson[2] escribió un libro, *Feminine Forever*, en el que decidió que la menopausia era una enfermedad «hormonodeficiente», curable y prevenible; con anterioridad a esa fecha se otorgaba poca consideración médica a la menopausia, lo cual igual no era tan malo. A partir de ese momento empieza la construcción biomédica de esta transición, cuyos signos y síntomas —de enfermedad, por supuesto— se afirma que pueden y deben ser tratados. Wilson describe la menopausia como un signo de deterioro y vincula el envejecer con la pérdida de la feminidad.

---

[1] Collin, Françoise, *Praxis de la diferencia. Liberación y libertad*, Barcelona: Icaria, 2006, p. 13.
[2] Wilson, Robert, *Feminine forever*, Londres: W.H. Allen, 1966.

En su iluminación llega a afirmar que la *mujeridad* en sí misma se ve interrumpida por la menopausia; es decir, gracias a ella todas las mujeres postmenopáusicas están castradas y, por lo tanto, no son deseables. Aunque no debíamos preocuparnos porque él disponía de la solución: el estrógeno era el remedio mágico para aliviarnos de la «enfermedad» de la vejez.[3] El modelo biomédico se centra en los aspectos físicos de la menopausia y sostiene una consideración amenazante de los cambios, como si estos no fueran consustanciales con el desarrollo evolutivo del cuerpo humano. Por lo tanto, contempla la menopausia en términos de la dicotomía salud-enfermedad y, al considerar que en este periodo los ovarios dejan de funcionar, la menopausia se evalúa como un mal funcionamiento que causa enfermedades crónicas. A partir de ahí, la conexión entre menopausia y diversas patologías (coronarias, óseas o mentales) tiende a verse como algo universal que afecta a todas las mujeres después de la mediana edad. No se plantea la posibilidad de que los niveles de hormonas que se mantienen en este periodo sean suficientes para conservarnos sanas, o que afectan a nuestra salud solo cuando interactúan con un estilo de vida insano.[4] Desde esta perspectiva, la menopausia, periodo normativo en la vida de cualquier mujer, es definida estrictamente en términos negativos, sin hacer visibles sus posibles ventajas.

Antes de que el modelo biomédico estuviera en boga, a partir de la menopausia las mujeres éramos simplemente «fecundodeficientes», lo cual nos proporcionaba la felicidad de vivir liberadas del miedo al embarazo y de otras incomodidades de nuestra condición de seres menstruantes. Sin embargo, a partir de ahí las cosas cambiaron en el discurso de la clase médica y, consecuentemente, en nuestro imaginario. Después de la última regla se supone que «estábamos enfermas» y no solo eso, sino también tristes y sin saber manejar el montón de años que nos quedaban por delante. Además,

[3] Fausto-Sterling, Anne, *Cuerpos sexuados. La política de género y la construcción de la sexualidad*, Barcelona: Melusina, 2000/2006.
[4] Derry, Paula, «What do we mean by 'The biology of menopause'?», *Sex Roles*, 46 (1/2), 2002, pp. 13-23.

se decreta que necesitábamos tratamiento para nuestro cuerpo que ya no era como antes, sino que ahora era «hormonodeficiente». Una vez definida la menopausia como una enfermedad, se nos empezó a considerar como enfermas y necesitadas de tratamiento. Si a partir de entonces íbamos a ser seres «estrógenodeficientes», la terapia de reposición hormonal se planteaba como la panacea que solucionaría todos los problemas derivados de la enfermedad de la menopausia y, además, iba a mantenernos jóvenes y femeninas —sangrantes— para siempre. Evitaría la temida osteoporosis, no nos íbamos a morir de infarto e incluso nos libraríamos de la enfermedad de Alzheimer. Si éramos buenas y nos poníamos los parches o ingeríamos las hormonas correspondientes.

Aunque inicialmente, en los años setenta del siglo xx, la terapia de reposición hormonal se recomendaba por un periodo breve de tiempo y fundamentalmente a las mujeres que tenían síntomas molestos en la menopausia, pronto se produjo un cambio en los intereses comerciales y se recetó sin límite de tiempo, con el argumento de prevenir las «enfermedades de la vejez».[5] Muchos millones de mujeres de los países adinerados de Oriente y Occidente han tomado estos tratamientos durante años y años, a pesar de que los diversos estudios feministas pronto mostraron alarmantes resultados sobre un tema silenciado sistemáticamente por la literatura médica y farmacéutica: la prevalencia del cáncer de mama en algunas de las mujeres que tenían predisposición genética a él.

La construcción que la medicina ha hecho de la menopausia ha encontrado una clara oposición en muchas mujeres —entre ellas un buen número de médicas— provenientes del feminismo y de las perspectivas socioculturales, colectivos que rechazan la definición de la menopausia como una enfermedad en la que las hormonas se convierten en protagonistas negativas y que requiere un tratamiento continuado durante toda la vida. Estas corrientes de pensamiento la definen y entienden como un hecho natural del ciclo vital femenino, una experiencia normativa en la vida de las mujeres, cuya vivencia tiene mucho que ver con la definición cultural

---

[5] Obsérvese el juego de manos que implica de repente asociar menopausia con vejez y, a su vez, vejez con enfermedad. Una mina.

del cuerpo y la belleza en la vejez. Tienen en común la consideración de la menopausia vinculada a los procesos socioculturales, a la historia personal y el contexto sociopolítico. No se entiende como un acontecimiento estrictamente biológico, particular, sino como un periodo complejo en el que interactúan una constelación de sistemas de carácter biológico, psicológico, social y estructural. Los modelos teóricos feministas consideran la menopausia como una experiencia individual y cultural, exploran las variables sociales y culturales que son concomitantes con la experiencia menopáusica personal y tratan de distinguir los efectos que tienen que ver con esta transición de los que se relacionan con la edad. Uno de sus objetivos es conocer las razones por las que las mujeres de unas y otras sociedades la viven con diferentes niveles de satisfacción o incomodidad.

En el debate que desde diversos ámbitos del conocimiento se ha mantenido sobre la *continuidad* versus el *cambio*, como características básicas del desarrollo humano, las pensadoras feministas han destacado que en la transición hacia la menopausia hay más continuidad que cambio. Al enfatizar la continuidad, el planteamiento feminista no niega que haya cambio biológico y corporal durante la menopausia, sino que trata de mostrar la naturalidad de un proceso.

Al hacer hincapié en el papel que desempeñan los diversos contextos sociales, el pensamiento feminista ofrece una crítica poderosa a la perspectiva biomédica que equipara a las mujeres con sus capacidades reproductivas y, sobre todo, pone en evidencia que la mayoría de las mujeres no vive la menopausia como una enfermedad o una patología.[6] Como vemos, las teóricas feministas la han conceptualizado como una transición o, mejor aún, como un indicador que nos permite hacer un alto en la vida y repensar nuestra posición en el curso vital. Un momento de gran valor evolutivo y situacional. Una oportunidad para tomarnos en serio y situarnos en el centro del mundo. Algunas autoras

---

[6] Dillaway, Heather E., «(Un)changing menopausal bodies: How women think and act in the face of a reproductive transition and gendered beauty ideals», *Sex Roles*, 53 (1/2), 2005, pp. 1-17.

de prestigio han dado nombres a esta transición: Margaret Gullette[7] la denomina «un indicador mágico» y Gail Sheehy[8] «el pasaje silencioso». Definiciones que encierran un hálito de intimidad y misterio que nos indica que tiene un trasfondo que va más allá de la estricta marca biológica. La edad de la renovación, del renacimiento espiritual, de la resurrección.

Autoras como Germaine Greer o Joan Shapiro,[9] entre otras, han sido pioneras en oponerse al modelo biomédico y han elaborado amplias e interesantes argumentaciones en contra de la idea de la menopausia como una enfermedad hormonodeficiente que requiere tratamiento. El trabajo precursor de Germaine Greer[10] es de referencia obligada y ha tenido una gran influencia y reconocimiento en todo el pensamiento feminista. En su obra *El cambio* hace una definición revolucionaria de la menopausia como un proceso natural que implica una oportunidad para el despertar espiritual, para el renacer, y supone para las mujeres, además, una oportunidad para la serenidad y la paz que no podemos alcanzar mientras estamos inmersas en la violencia de las relaciones cotidianas, el mito de la belleza y la estrecha definición cultural de la feminidad.

Las perspectivas feministas hacen hincapié en la sabiduría del cuerpo, afirmando que este proceso fisiológico natural no solo no compromete la salud de las mujeres, sino que la fortalece. Nuestros ovarios siguen produciendo hormonas, pero en menor cantidad (no las necesitamos tanto). En otras etapas de la vida hemos generado hormonas en gran cantidad (por ejemplo, en la adolescencia, la hormona del crecimiento) y en el momento en que hemos dejado de necesitarlas, naturalmente, se ha producido una reducción o cese de estas, sin que a nadie se le haya ocurrido considerar que teníamos un déficit que exigía un tratamiento ¡de por vida!

---

[7] Gullette, Margaret, *Declining to decline: Cultural combat and the politics of the midlife*, Charlottesville, Virginia: University of Virginia Press, 1997.
[8] Sheehy, Gail, *La menopausia. El pasaje silencioso*, Barcelona: Plaza & Janés, 1991/1993.
[9] Shapiro, Joan, *Ourselves growing older: Women ageing with knowledge and power*, Londres: Fontana, 1987.
[10] Greer, Germaine, *El cambio. Mujeres, vejez y menopausia*, Barcelona: Anagrama, 1991/1993.

de reposición. Ninguna evidencia científica informa de qué niveles bajos de hormonas resultan insuficientes para mantener una buena salud en la vejez.[11] Dado que todas las mujeres pasaremos por la menopausia, si vivimos el tiempo suficiente, parece claramente difícil comprender cómo esta no se conceptualiza como una condición natural, una experiencia normativa en la mediana edad, una transición que puede tener diferentes vivencias en función de las características físicas, psicológicas, emocionales y contextuales de cada protagonista.[12]

Con el paso de los años, y a la vista de las evidencias tanto médicas como psicosociales que se han ido encontrando, los planteamientos feministas han ido elaborando de manera más compleja sus argumentos. Han tratado de comprender la menopausia como una transición biopsicosocial, en la que se pueden encontrar grandes diferencias individuales, en función de los diferentes contextos sociales, afectivos y evolutivos. Valoran la menopausia como una experiencia que puede representar un cambio positivo o una vivencia más o menos neutra, según las características sociales, psicológicas y emocionales de cada mujer.[13, 14]

La ecuación cultural que iguala menopausia a vejez está en la base de la representación degradante que prevalece en nuestra sociedad acerca de la menopausia y, en consecuencia, acerca de las mujeres mayores. Pero ¿cuáles son los significados metafóricos de la menopausia que nos atormentan?, ¿cómo se llegó a construir socialmente como una enfermedad?, ¿cómo se consigue que un proceso saludable como la menopausia sea medicalizado, de manera que busquemos ayuda médica para él, en cualquier circunstancia?

---

[11] Meyer, Vicki F., «Medicalized menopause, U.S. style», *Health Care for Women International*, 24, 2003, pp. 822-830.
[12] MacPherson, Kathleen I., «The false promises of hormone replacement therapy and current dilemmas», en Joan C. Callahan (ed.), *Menopause: A midlife passage*, Bloomington: Indiana University Press, 1993, pp. 145-159.
[13] Kaufert, Patricia, «Myths and the Menopause», *Sociology of Health and Illness*, 4(2), 1982, pp. 141-165.
[14] Zita, Jacqueline, «Heresy in the female body: The rhetorics of menopause», en Joan C. Callahan (ed.), *Menopause: A midlife passage*, Bloomington: Indiana University Press, 1993.

La inducción a la enfermedad

La menopausia, como un proceso del ciclo vital esperable, en principio no necesita por sí misma ninguna supervisión de carácter médico —como tampoco la necesitamos cuando tuvimos la regla por primera vez—. Bien es cierto que, dada su mala prensa, puede ser de ayuda informarse, documentarse y poder conversar sobre el tema con alguien especializado o con las amigas que están en el mismo momento vital o ya lo han transitado.

Tenemos tan normalizada la medicalización de los procesos vitales que somos incapaces de identificar el negocio que la industria médica, farmacéutica y estética tiene organizado a través de nuestros cuerpos y nuestras vidas. Todo empezó cuando a partir de los años sesenta del siglo pasado se generalizó el parto en el hospital —con anestesia y una amplia gama de violencias obstétricas a las que nos hemos ido sometiendo progresivamente, como si siempre hubiera sido así, o como si esta fuera la mejor y la única forma de parir—, olvidando la sabiduría de las mujeres del mundo que durante siglos han parido sin tanta parafernalia y sufrimiento aceptado. La perversión continúa con la consideración de la menopausia como una endocrinopatía que requiere tratamiento y se remata cuando morimos en un hospital conectadas a numerosos cables, en lugar de hacerlo en nuestra casa, rodeadas de nuestra gente querida. Deberíamos pensar cómo queremos vivir y morir, para poner coto a tanto desmán contra nuestros cuerpos y mentes.

El negocio es el negocio y la *industria menopáusica* juega con el miedo de las mujeres al abandono, a la exclusión y a la pérdida del atractivo, perfectamente diseñado por este *holding del principio del fin*. De manera que, en lugar de hacer hincapié en las ventajas que a partir de esta transición podemos empezar a disfrutar, anuncian a bombo y platillo las indefectibles desgracias que nos aguardan si no somos buenas y nos sometemos a todo tipo de tratamientos que nos enferman y arruinan. Todo ello nos lleva, con razón, a sentir un pánico que se manifiesta tanto en el mundo laboral —con la amenaza de ser trasladada a lugares de menor o nula visibilidad— como en el afectivo —con el miedo a la falta de atractivo físico y sexual—. Así es la vida en el imperio patriarcal. Todo ello actúa como un lenguaje polifónico de temor y angustia que nos impide anticipar la menopausia como lo que es: un periodo de liberación, renovación y crecimiento, un tiempo de recuperación de la libertad que tuvimos antes de que el velo de las hormonas oscureciera nuestra mirada.

Cuando, hace ya unas décadas, las sociedades de ginecología definieron la menopausia como una endocrinopatía (alteración de una acción hormonal fisiológica), es decir, una enfermedad con todas sus letras, se inició un suculento negocio, gracias a los tratamientos farmacológicos de por vida que conllevaría una enfermedad de este tipo. Se suponía que a semejante chollo económico íbamos a colaborar todas encantadas, asustadas por sufrir una alteración hormonal y también en busca del elixir prometido de la juventud. Sin embargo, afortunadamente para nosotras y gracias a la reflexión crítica y el estudio llevado a cabo por tantas pensadoras, hoy tenemos claro que no estamos ante una enfermedad, sino en un interesante momento del ciclo vital, como lo fue en su día la menarquia a la que llegamos con la bendición y el regocijo de todo el mundo que nos rodeaba.

Nuestras sabias amigas que llevan años estudiando el tema afirman que la historia de la terapia hormonal es el paradigma de la medicalización de una parte de la población sana desde el sistema sanitario, en beneficio de los intereses de la industria farmacéutica y del propio sistema,[15] y, además, nos advierten de que esta terapia no es inofensiva, ni carente de efectos secundarios.[16] Nos encontramos ante un ejemplo paradigmático de lo que entendemos por *disease mongering* —inducción a la enfermedad—, es decir, las estrategias según las cuales se advierte a las personas sanas que «pueden estar seriamente enfermas» si no siguen determinados tratamientos. La definición y clarificación de este concepto ha supuesto un avance muy importante en la salud de las personas, al

---

[15] Mosquera, Carmen, «Terapia hormonal para la menopausia. La historia de una epidemia provocada», *Mujeres y Salud*, 43, 2017, pp. 16-19.
[16] Andrés, Paloma, *Menopausia. Una mirada feminista desde el buen trato*, Madrid: Los Libros de la Catarata, 2022.

cuestionar los beneficios de tratamientos excesivamente caros, ineficaces e incluso claramente perjudiciales con que las diversas industrias han tratado de enriquecerse utilizando el cuerpo de las mujeres como un auténtico campo de batalla. Además de la terapia hormonal sustitutoria y el uso «preventivo» del tamoxifeno, ahí están la campaña brutal de la vacuna del papiloma y los abusivos tratamientos con ansiolíticos y antidepresivos en las mujeres de mediana edad y mayores. Por poner un ejemplo.

¿Hormonas?...
No, gracias

«*El estrógeno ayuda a las mujeres a sentirse bien y no debería costarles ni un penique*».

GERMAINE GREER[1]

Dice Germaine Greer que el estrógeno que las mujeres producimos de forma natural nos ayuda a vivir bien. Se relaciona con la producción de determinados transmisores cerebrales, entre ellos la oxitocina, que participa en la reducción del estrés, la excitación sexual y —lo más sugerente— en la vinculación afectiva, en la que hemos sido expertas las mujeres. De alguna manera, cuando llegaron los tratamientos hormonales, las mujeres ya llevábamos un montón de años ingiriendo estrógeno a través de los anticonceptivos, pero en esa época estábamos tan *en-otrizadas* que por mucho estrógeno que tomásemos, no nos producía efecto euforizante alguno. Desde el principio las mujeres hemos mirado con cierto recelo el asunto de la terapia de reposición; sin embargo, la fuerza de los argumentos dados por la clase médica y la promesa de la eterna juventud, junto con el pregonado conjuro de la enfermedad y la creencia de que las mujeres adelantadas e instruidas tomaban hormonas como un signo de inteligencia y progreso, nos llevó a ingirirlas a mansalva.

La medicalización de la menopausia empezó a finales de los años treinta del siglo pasado —hace casi un siglo— con la producción del primer estrógeno sintético, dietilestilbestrol (DES), que se utilizó ampliamente a pesar de que desde el principio causó numerosos problemas de salud y ya en ese tiempo se detectaron sus efectos cancerígenos. Sin embargo, se continuó investigando con

---
[1] Greer, Germaine, *La mujer completa*, Barcelona: Kairós, 1996/2000, p. 229.

otras terapias de hormonas de reposición (ERT: administración de suplementos de estrógeno, y HRT: combinando estrógeno con otras hormonas, normalmente progesterona).[2] Cuando, a mediados de los años sesenta del siglo XX, Robert Wilson hizo su campaña a favor de la terapia de reposición de estrógeno, la relación de este con el cáncer ya era conocida. A pesar de todo, él aconsejaba que las mujeres lo tomáramos indefinidamente, porque así podíamos escapar al «horror de ese declinar de la vida», según sus palabras. Un individuo digno de confianza.

Ahora que sabemos que un nivel elevado de estrógeno endógeno —producido por el cuerpo de la mujer— se vincula con el riesgo de cáncer de mama, nos encontramos con una práctica médica que supone una vuelta de tuerca más a la medicalización de nuestras vidas. En las últimas décadas, en la clínica habitual de los países opulentos se utiliza a menudo el tamoxifeno, que es un medicamento que bloquea la actividad del estrógeno. Este producto farmacéutico se recomienda y receta a mujeres saludables como una estrategia de prevención primaria contra el cáncer de mama, a pesar de que también tiene peligrosos efectos colaterales asociados (cáncer uterino, accidentes cerebrovasculares, coágulos en los pulmones) que nos deberían llevar a la conclusión de que no podemos tomarlo alegremente. Cuando tenemos bastante estrógeno, nos medican para reducirlo; cuando tenemos menos, nos medican para que no nos falte. ¿En qué quedamos?

Los mayores riesgos de la terapia hormonal son el cáncer de endometrio y el de mama. Los primeros estudios sobre el cáncer de endometrio publicados en 1975[3] en el *New England Journal of Medicine* señalan que el riesgo era siete veces mayor entre las mujeres que se habían sometido a terapia de reposición hormonal.[4] Estudios posteriores redujeron la incidencia a la mitad.[5] A raíz de

---

[2] Bell, Susan, «From local to global: Resolving uncertainty about the safety of DES in menopause», *Research in Sociology and Health Care*, 11, 1994, pp. 41-56.

[3] ¡Hace la friolera de casi cincuenta años!

[4] Ziel, Harry N. y William D. Finkle, «Increased risk of endometrial carcinoma among users of conjugated estrogens», *New England Journal of Medicine*, 293, 1975, pp. 1167-1170.

[5] Greer, Germaine, *La mujer completa*, Barcelona: Kairós, 1996/2000.

la oposición mostrada por las investigadoras feministas y la evidencia científica que probaba con una insistencia sólida que las hormonas no solo no eran la panacea, sino que se llevaban por delante a muchas de nosotras, la industria experimentó con nuevas combinaciones y dosis hormonales menos peligrosas, tratando de contrarrestar el estrógeno con progesterona para controlar este nada desdeñable factor de riesgo. Como consecuencia de estas informaciones, después de 1975 hubo un descenso en la prescripción de estrógenos; sin embargo, a partir de 1980 volvió a subir, dado que se suponía que la adición de esta segunda hormona, la progesterona, contrarrestaba los efectos negativos de los estrógenos.

Las mujeres sometidas a terapia hormonal experimentan algunos efectos beneficiosos (menor riesgo de fracturas o diabetes), pero también un mayor peligro de daños (mayor riesgo de accidente cerebrovascular, eventos tromboembólicos, enfermedad de la vesícula biliar), especialmente las mayores de 60 años. En líneas generales las hormonas administradas en cualquiera de sus formulaciones tienen unos efectos muy limitados cuando se usan para el tratamiento de los signos de la menopausia, a excepción de los síntomas vasomotores. Hasta la fecha, sin embargo, la evidencia disponible con respecto a los beneficios y daños de la terapia hormonal no es concluyente. Es frecuente que se siga prescribiendo, especialmente a las mujeres que tienen sofocos y los soportan mal y a quienes presentan algunas otras dificultades que se asocian con el proceso hormonal menopáusico. En estos casos se suele recomendar en dosis bajas durante un corto periodo de tiempo. No como antes, que era todo lo contrario. De algo ha servido la formidable polémica internacional acerca de los peligros de este tipo de terapia. Los siguientes estudios tampoco fueron muy tranquilizadores y nos advirtieron acerca de la incidencia del cáncer de mama, y las numerosas investigaciones publicadas a partir de 1985 han ido haciendo hincapié en el mayor riesgo de este tipo de cáncer si se utiliza la terapia hormonal durante largos periodos.

Estas evidencias causaron una lluvia de artículos, a favor y en contra, y fueron los primeros que alertaron a las mujeres —y a la parte de la clase médica que quiso enterarse— de que el asunto de las hormonas no era tan sencillo ni tan beneficioso. De manera que ahora las mujeres acuden a la consulta sabiendo *algo* sobre el tema y este *algo* suele ser que no se trata de un tratamiento inocuo, por lo que suelen pedir explicaciones y mostrarse más reticentes y menos predispuestas que años atrás. Queda claro que tenemos criterio propio y buscamos informarnos y documentarnos a través de las diversas fuentes a nuestro alcance. Hemos perdido la inocencia. Menos mal.

La industria menopáusica

El súbito interés de la clase médica y de la industria farmacéutica por la salud de las mujeres a partir de la mediana edad es, pues, cuando menos sospechoso si tenemos en cuenta que históricamente la menopausia careció de interés médico. Sin embargo, el aumento de la esperanza de vida y el descenso de la tasa de natalidad llevaron al descubrimiento del mercado potencial que suponía el elevado número de mujeres menopáusicas y postmenopáusicas de las sociedades opulentas que sí o sí iban a pasar por esta transición. Mujeres que acuden al sistema de salud con «la firme resolución» —que diría Jaime Gil de Biedma— de vivir saludablemente y con bienestar los largos años que nos ha regalado el siglo xx. Un suculento negocio.

Ingar Palmlund[6] estudió durante tres décadas el mercado de los estrógenos y las progesteronas. Siguiendo a Bourdieu, argumenta que el capital social, económico y cultural se ha aliado en la construcción social de la menopausia. Todo ello se ha sostenido en gran medida a través de la vinculación que en nuestra sociedad se ha establecido entre menopausia y vejez = fealdad. Ello supone una jugosa fuente de ingresos para la industria estética y farmacéutica que se ha esforzado en enfatizar los supuestos efectos milagrosos de las hormonas y cremas para la consecución de la eterna juventud, con campañas publicitarias de largo alcance psicológico

---

[6] Palmlund, Ingar, «The marketing of estrogens for menopausal and postmenopausal women», *Journal of Psychosomatic Obstetrics and Gynecology*, 18, 1997, pp. 158-164.

y emocional. En ellas se promete una piel tersa y sin arrugas, un cuerpo joven y femenino y, sobre todo, mantenernos en la barca de la visibilidad y el atractivo.

En lugar de ayudarnos a tomar las riendas de la salud en este largo periodo que se abre ante nosotras, las campañas de *marketing* a favor del tratamiento de reposición hormonal se dirigen directamente a la manipulación de nuestra incertidumbre respecto del envejecer y exacerban el miedo a dejar de ser femeninas. Todo ello no solo aumenta nuestra dependencia de la clase médica, sino que, fundamentalmente, engrosa los beneficios de *la industria menopáusica*. Puesto que todas las mujeres seremos menopáusicas si tenemos la suerte de vivir el tiempo suficiente para ello, tratar el desarrollo evolutivo normativo como una patología supone una fuente inagotable de enriquecimiento a nuestra costa.

La publicidad de los primeros años de la terapia de sustitución hormonal mostraba en masa a las mujeres menopáusicas patéticas, tristes, claramente deprimidas y cansadas. Con el tiempo se debieron dar cuenta de que este no era el modelo de mujer con el que las posibles clientas querrían identificarse, así que a partir de los años noventa del siglo pasado hubo un cambio radical en las imágenes ofrecidas, tanto en las revistas médicas como en los productos farmacéuticos, en las presentaciones científicas y en los medios de comunicación. Ahora aparecen delgadas, sonrientes, activas, sin arrugas e incluso *sexies*.

Años y años llevamos las mujeres feministas advirtiendo acerca del negocio que entre unos y otros se traen con nuestros cuerpos y nuestras vidas. El mito de la belleza, la gran revolución pendiente en nuestra agenda, ha servido de anzuelo para que miles y miles de mujeres situadas en la mitad de una vida en la que han actuado básicamente como «seres para los otros» —lejos de sus deseos y necesidades, estresadas por el cuidado de las generaciones anteriores y futuras, incorporadas al mercado laboral en condiciones precarias, sin tiempo para sí— decidan aventurarse hacia la utilización de una terapia que les promete que seguirán siendo jóvenes, sin arrugas, sin sofocos, sin sin. Siendo mujeres, al fin.

Riesgos, beneficios e incertidumbres

El debate sobre la terapia de reposición hormonal se mantuvo durante muchos años en los medios de comunicación, en los foros científicos, en las consultas médicas y en las mentes de las usuarias, hasta que en julio de 2002 saltó a la prensa la noticia de que en Estados Unidos se había suspendido el mayor estudio longitudinal, dadas las evidencias que se acumulaban en su contra. El ensayo clínico llevado a cabo por la Women's Health Initiative (WHI),[7] en el que estaban implicadas dieciséis mil mujeres y que iba a prolongarse hasta 2005, fue suspendido por las autoridades sanitarias de Estados Unidos al comprobar que dicha terapia hormonal conllevaba para las mujeres un riesgo cardiovascular y un incremento en determinados problemas graves de salud como el infarto o el cáncer de mama. El asunto era si el uso de la terapia hormonal, administrada sola o en conjunción con la terapia estrogénica, protegía o aumentaba el riesgo de distintas enfermedades. Los resultados incluían un aumento en el riesgo de cáncer de mama, de enfermedades coronarias y la posibilidad de derrame cerebral y trombosis, que superaban los posibles beneficios (reducción de las fracturas de cadera y cáncer colorrectal). En concreto, se demostró que de cada diez mil mujeres que toman la terapia hormonal durante un año se daban ocho casos más de cáncer de mama invasivo, siete más de ataque cardiaco y ocho más de ictus, con respecto a las mujeres que no la tomaban. Además, el riesgo de padecer accidentes vasculares cerebrales se incrementó un 31 % entre las mujeres que recibían terapia hormonal.[8] Los resultados obtenidos dejaban claro que los riesgos superaban los beneficios. A partir de ahí, no han parado de salir a la luz noticias y más noticias que advierten de que tampoco es conveniente para evitar la osteoporosis o que no tiene ninguna influencia beneficiosa sobre los signos externos

---

[7] Writing Group for the Women's Health Initiative Investigators, «Risks and benefits of estrogen plus progestin in healthy postmenopausal women: Principal results from the Women's Health Initiative Randomized Controlled Trial», *JAMA*, 288, 2002, pp. 321-333.
[8] Valls-Llobet, Carme, «Terapia hormonal sustitutiva, terapia demencial», *Mujeres y Salud*, 11-12, 2003, pp. 16-17.

del envejecimiento. Que, por tanto, su utilización debe limitarse, puesto que los beneficios no compensan los riesgos. Estos análisis fueron replicados en otros contextos y publicados en revistas de alta calidad científica,[9] obteniendo las mismas conclusiones: los beneficios de la terapia hormonal en mujeres menopáusicas no superan el riesgo cardiovascular y de cáncer de mama. A raíz de esta reiterada evidencia, la mayoría de los protocolos y guías clínicas modificaron sus recomendaciones y añadieron advertencias para su uso. Una de las consecuencias inmediatas de este impactante informe fue la disminución de la prescripción de estrógenos, especialmente en países como Estados Unidos, donde se realizó el estudio principal. En este país, en concreto, se pasó de noventa millones de prescripciones en el año 2002 (año en que se publicaron los resultados de la WHI), a sesenta millones en el año 2003. Treinta millones de recetas menos en un año, se dice pronto. Usuarias y clase médica parecen haber tomado en serio, aunque sea parcialmente, estos preocupantes informes.

De todas maneras, algunas sociedades profesionales, aun conociendo este patrón complejo de riesgos y beneficios, siguen aconsejando su uso para tratar los signos menopáusicos. A pesar de tanta evidencia, en nuestro país los laboratorios se apresuraron a informar a sus clientas de que estábamos de suerte ya que «nuestros» tratamientos son diferentes y, casualmente, no incluyen las hormonas peligrosas: «[…] las sustancias utilizadas, aunque son de la misma familia, son diferentes», afirmaba una portavoz de la Asociación Española para el Estudio de la Menopausia (AEEM).[10] Por su parte, la Agencia Nacional del Medicamento (ANM) en su comunicado del 11 de julio de 2002 sobre los *Riesgos y beneficios del tratamiento hormonal sustitutivo con estrógenos asociados a progestágenos* se apresuró a ofrecernos una peculiar interpretación de la evidencia científica derivada del ensayo clínico de la WHI. Confirma que «el beneficio probado del tratamiento a corto plazo para

---

[9] Beral, Valerie, Richard Peto, Kirstin Pirie y Gillian Reeves, «Menopausal hormone therapy and 20-year breast cancer mortality», *The Lancet*, 394 (10204), 2019, p. 1139.

[10] Kolata, Gina, «Jarro de agua fría a la eterna juventud femenina. Interrumpido el mayor estudio de terapia hormonal sustitutiva por riesgo de cáncer e infarto», *El País*, 16 de julio de 2002, p. 34.

la mayoría de las mujeres supera a los riesgos potenciales» —cuando en el texto publicado por la WHI en *JAMA* no aparece referencia alguna a los posibles beneficios del tratamiento a corto plazo— y, lo que resulta más sorprendente, la ANM concluye su comunicado afirmando que «los resultados del estudio [de la WHI] no sugieren que exista ninguna necesidad de que las *pacientes* interrumpan el tratamiento».[11] Atentas.

Advertidas estamos

El interés prestado por los medios de comunicación a esta noticia tuvo un efecto colosal. El *International Herald Tribune* del 21 de marzo de 2003 titulaba uno de sus editoriales: «Pills that harm» (Píldoras que dañan), y en él se dice: «Poco a poco cada vez resulta más evidente que las mujeres son tontas si siguen tomando las píldoras hormonales». Después de relatar los hallazgos del citado ensayo estadounidense termina afirmando sin paliativos que «los resultados deberían zarandear la conciencia de quienes han creído, en base a informes superficiales y estudios científicos poco rigurosos, que los tratamientos hormonales permiten a las mujeres sentirse mejor». Hoy sabemos que no es así y, sin embargo, en nuestro país seguimos oyendo a insignes médicos afirmar que las mujeres españolas tenemos una mentalidad que nos hace reacias a tomar medicamentos para algo que consideramos normal (sabias por naturaleza, parece claro), pero que deberíamos ser sensatas y seguir esta terapia, eso sí, «no más de un lustro». Lo dicen sin empacho.

De todas maneras, diversas pequeñas noticias en los periódicos habían ido anteriormente desgranando informaciones nada tranquilizadoras. El 11 de abril de 2000 en *El País* una «píldora» decía: «La terapia de reposición hormonal que toman muchas mujeres para reducir el riesgo cardiovascular, entre otras cosas, puede con el tiempo aumentar las posibilidades de padecer un infarto cardiaco o cerebral». En el mismo periódico, en mayo de 2001 podemos

---

[11] El subrayado es mío, pues deseo llamar la atención sobre la consideración que la ANM tiene de las mujeres menopáusicas como enfermas necesitadas de tratamiento.

leer: «La terapia hormonal eleva el riesgo coronario en mujeres con arterioesclerosis. El primer año de tratamiento registra más crisis». ¡Vaya! Aunque también es cierto que algunas revistas pioneras, al alcance de la población española desde hace ya más de veinticinco años —como *Mujeres y Salud* (*MyS*)—,[12] han ido informando puntual y sistemáticamente de los peligros asociados a estos tratamientos, con una persistencia admirable y una visión premonitoria de lo que posteriormente la ciencia ha ido confirmando tanto en este tema como en tantos otros que afectan a la vida cotidiana y el bienestar físico y psicológico de las mujeres en los diversos estadios del afortunadamente largo ciclo vital del que gozamos.

Lo cierto es que los resultados del estudio de la WHI no supusieron una sorpresa, puesto que durante décadas se habían ido llevando a cabo estudios que cuestionaban la seguridad de la terapia hormonal de reposición, tanto durante la menopausia como en los años posteriores.[13, 14] Sin embargo, el poder emocional de la promesa de la eterna juventud parece que borra de un plumazo cualquier sombra de preocupación que pueda aparecer ante los resultados inquietantes que, a modo de goteo, hemos ido conociendo. Se nos ha tratado de convencer de que las hormonas son la salvación contra algo aparentemente tan horrible como la vejez,[15] además de ser un medio de prevención de un listado de enfermedades, a cuál peor.

Ahora bien, en la actualidad podemos afirmar con alivio que una buena parte de nuestra clase médica no piensa igual; en este sentido, José Ramón Rueda[16] se refiere así a la prescripción de los

---

[12] Web: http://mys.matriz.net; *e-mail*: mys@pangea.org.
[13] Bond, Meg y Paul Bywaters, «Working it out for ourselves: Women learning about hormone replacement therapy», *Women's Studies International Forum*, 21(1), 1998, pp. 65-76.
[14] Breslau, Erica S., Willian W. Davis, Lynne Doner, Ellen J. Eisner, Nina R. Goodman, Helen I. Meissner *et al.*, «The hormone therapy dilemma: Women respond», *JAMWA*, 58(1), 2003, pp. 33-43.
[15] Freixas, Anna, *Yo, vieja. Apuntes de supervivencia para seres libres*, Madrid: Capitán Swing, 2021.
[16] Rueda, José Ramón, «La medicalización de la menopausia. El caso de yatrogenia más importante en la historia de la medicina», *Mujeres y Salud*, 13-14, 2004, pp. 10-13.

tratamientos hormonales de sustitución: «El remedio es peor que la enfermedad, dado que se ha medicalizado y provocado enfermedades en mujeres sin ningún problema de salud o que simplemente padecían molestias temporales que en algunos casos acompañan al periodo de la menopausia, pero que no implican ningún problema serio de salud». Desde su punto de vista, estamos ante «el caso de yatrogenia [daño causado por intervención médica] más importante de la historia de la medicina y la salud pública». En gran medida porque la mayoría de los estudios acerca de la terapia de sustitución hormonal se habían realizado sobre poblaciones sesgadas —mujeres que deseaban tomarla— y eran financiados por los laboratorios, con lo que se vulneran bastantes principios de lo que debe ser una investigación científica.[17]

Duros a cuatro pesetas

Kathleen I. MacPherson[18] afirma que la historia del empleo de la terapia de reposición hormonal se sostuvo sobre tres falsas promesas en diferentes periodos de la historia: entre 1966 y 1975, la promesa de la belleza y la feminidad eternas; entre 1975 y 1981, la de una menopausia segura y sin síntomas; y a partir de 1980, la de escapar de las enfermedades crónicas. Muchas de estas promesas en el fondo se sustentan en la retórica del miedo con que las mujeres de Occidente miramos el envejecer y sus estigmas: fealdad, enfermedad, decrepitud.

El lenguaje médico de la menopausia tiene determinados órganos y tejidos *objetivo*, en la medida en que se consideran especialmente sensibles al declinar de los ovarios: los órganos pélvicos (vulva, vagina, útero); los pechos, la piel y los huesos (osteoporosis); también se consideran implicados el sistema cardiovascular y los estados mentales (alzhéimer).

---

[17] Valls-Llobet, Carme, «Terapia hormonal sustitutiva, terapia demencial», *Mujeres y Salud*, 11-12, 2003, pp. 16-17.
[18] MacPherson, Kathleen I., «The false promises of hormone replacement therapy and current dilemmas», en Joan C. Callahan (ed.), *Menopause: A midlife passage*, Bloomington: Indiana University Press, 1993, pp. 145-159.

El riesgo cardiovascular aumenta en las mujeres —y también en los hombres— a medida que nos hacemos mayores, tanto si tomamos o no hormonas de reposición. Por otra parte, a partir de los 35 años la densidad de nuestros huesos empieza a disminuir y algunas mujeres, no forzosamente todas, podemos sufrir osteoporosis. La calidad de la densidad de nuestros huesos tiene que ver con nuestra historia genética y también con el estilo de vida y la alimentación, así como con determinados aspectos ambientales y contextuales. Además, las hormonas no nos protegen necesariamente de las fracturas de cadera. La tasa de estas en los lugares del mundo donde las mujeres toman tratamientos hormonales de reposición (Estados Unidos y Europa, especialmente) es superior a la de las mujeres de otros lugares donde la terapia hormonal prácticamente no se utiliza (Asia y África). Parece evidente, pues, que otros factores más allá de los niveles hormonales son responsables de la osteoporosis, evidencia que nos invita a pensar en el papel de los estilos de vida, el estrés, la alimentación y el ejercicio físico en la calidad de nuestra osamenta al hacernos mayores.[19]

El riesgo de la osteoporosis es prevenible, al igual que el cardiovascular, mediante una dieta con suficiente calcio y vitamina D y ejercicio físico —andar, correr, nadar—. En cuanto al aumento de peso, que constituye otro de los problemas achacados a la menopausia, curiosamente es un elemento que actúa, en términos de salud, de manera inversa. El peso elevado perjudica la salud cardiovascular; sin embargo, hacer trabajar el cuerpo haciendo ejercicio físico para mantenernos en forma y, de paso, perder peso, influye de manera positiva en la densidad ósea, a la vez que nos permite sentirnos mejor en nuestro cuerpo.

Diversas evidencias científicas muestran que el tratamiento hormonal reduce los sofocos y la sequedad vaginal, y produce una disminución del colesterol malo (LDL) y un aumento del colesterol bueno (HDL) en sangre; sin embargo, tanto el colesterol como la osteoporosis pueden controlarse de manera más segura mediante la dieta y la práctica más o menos sistemática de ejercicio

---

[19] Meyer, Vicki F., «Medicalized menopause, U.S. style», *Health Care for Women International*, 24, 2003, pp. 822-830.

físico, lo que tiene, además, otros beneficios añadidos y no incluyen los riesgos conocidos y desconocidos de la ingestión de hormonas. Además, la protección que ofrecen las hormonas en los riesgos cardiovasculares desaparece en cuanto se interrumpe el tratamiento, de manera que haberlas tomado, incluso durante años, no ofrece protección a largo plazo.

Pese a toda esta información, la idea básica que postula el modelo médico es que *todas* las mujeres deberíamos tomar, durante el resto de nuestra vida, el tratamiento hormonal de reposición, que preconizan como universalmente beneficioso. Así, no resulta sorprendente leer en las revistas profesionales que es recomendable para todas las mujeres, excepto para las que tienen alto riesgo de sufrir cáncer de mama. A esta idea básica se han opuesto las propias usuarias, las organizaciones médicas de mujeres, parte de la comunidad científica y médica y las pensadoras feministas.[20] La insistencia en que mediquemos nuestra menopausia entra en contradicción con nuestras convicciones acerca de la naturalidad del proceso, pone en cuestión nuestras creencias y nos produce temor e inseguridad, ambivalencia y confusión acerca de cómo comprender y evaluar los argumentos de estas diferentes perspectivas. Joan Callahan[21] considera que la clase médica, al tratar de persuadir a todas las mujeres de que deberíamos aceptar la terapia hormonal, ha actuado con irresponsabilidad y que las mujeres debemos recibir formación e información clara sobre los riesgos individuales conocidos que podemos sufrir con estos tratamientos, argumentos que también recoge el *International Herald Tribune* en su famoso editorial del 21 de marzo de 2003.

---

[20] Lock, Margaret, «Anomalous ageing: Managing the postmenopausal body», *Body & Society*, 4(1), 1998, pp. 35-61.
[21] Callahan, Joan C., «Menopause: Taking the cures or curing the takes?», en Margaret Urban Walker (ed.), *Mother time: Women, aging and ethics*, Lanham: Rowman & Littlefield, 2000, pp. 151-174.

Deshojando la margarita

«Aprovecha la claridad de visión, que es el regalo de la menopausia, y úsala para hacer que la segunda mitad de tu vida sea verdaderamente tuya».

CHRISTIANE NORTHRUP[22]

Las continuas informaciones contradictorias sobre las ventajas e inconvenientes del tratamiento hormonal y el posicionamiento ideológico de la clase médica que defiende argumentos contrarios a los planteados por las pensadoras feministas han conseguido que las mujeres se debatan en un mar de dudas. La información dispensada por las batas blancas ha tenido durante muchos años un gran poder sobre la actitud inicialmente crédula de las mujeres que acuden a la consulta con la entrega anímica de quien está dispuesta a cuidarse y a vivir muchos años en el mejor de los estados posibles.

Las usuarias preferenciales del tratamiento hormonal han sido mujeres con alto nivel económico y educativo; mujeres que cuidan su peso y suelen vigilar su salud con mayor atención; mujeres blancas, generalmente de países desarrollados, con alto nivel de ingresos. De manera que el consumo de estrógenos se relaciona más con el estatus socioeconómico que con la posibilidad de sufrir alguna patología clínica concreta que requiera tratamiento.

En el estudio de Erica Breslau y colaboradoras[23] queda claro que la educación y el nivel socioeconómico son también factores importantes para disponer o no de información acerca de los diferentes hallazgos médicos sobre los tratamientos hormonales, siendo, además, especialmente sensibles a este tipo de información las mujeres que han sido usuarias de tales tratamientos. La necesidad de información es más acuciante para las mujeres a quienes más les afecta el tema —las que se encuentran en los primeros años de la menopausia y las que han tomado durante algunos años estos

---

[22] Northrup, Christiane, *La sabiduría de la menopausia*, Barcelona: Urano, 2001/2002.
[23] Breslau, Erica S., William W. Davis, Lynne Doner, Ellen J. Eisner, Nina R. Goodman, Helen I. Meissner *et al.*, «The hormone therapy dilemma: Women respond», *JAMWA*, 58(1), 2003, pp. 33-43.

tratamientos—, puesto que los riesgos potenciales son para ellas claramente más elevados. Lógicamente, las mujeres mayores se sienten menos interesadas o inquietas por los diversos hallazgos preocupantes, ya que este tema no les afecta demasiado en este momento de su vida.

Las mujeres de todas las edades deseamos disponer de información veraz y comprensible sobre los temas que atañen a nuestra salud y nuestra sexualidad. Los debates de hace unas décadas acerca de los peligros asociados a la píldora anticonceptiva y los que en los últimos años estamos viviendo en relación con la terapia de reposición hormonal evidencian la falta de una información clara, honesta y fidedigna que nos permita ser agentes de nuestra salud, más allá de los intereses financieros de determinados sectores. Existe una brecha entre el deseo de las mujeres de conocer las consecuencias positivas y negativas que sobre su salud tienen determinados tratamientos y la información disponible. Los medios de comunicación y los propios servicios médicos son las fuentes primarias de información sobre los asuntos relacionados con la menopausia, los tratamientos de reposición hormonal y la salud de las mujeres en general. Sin embargo, hay un amplio sector de población que carece de medios y oportunidad de recibir una información suficientemente clara al respecto. Pienso que se debería disponer en los servicios públicos de salud de espacios de ayuda e información que facilitaran el decantarse por cualquier opción.

Frente a la plétora de elecciones posibles y la escasez de información disponible las mujeres se ven obligadas a tomar decisiones referentes a su menopausia para las que no se sienten suficientemente informadas. Decidir suspender el tratamiento hormonal o seguir en él resulta un dilema importante y nada fácil de resolver. Bond y Bywaters[24] sugieren al respecto que quienes están preocupadas o interesadas por su salud buscan información en diversas fuentes, no forzosamente proveniente de su médica o

---

[24] Bond, Meg y Paul Bywaters, «Working it out for ourselves: Women learning about hormone replacement therapy», *Women's Studies International Forum*, 21(1), 1998, pp. 65-76.

médico, sino que suele partir de la experiencia de otras mujeres cercanas que se convierten en consejeras más o menos fiables. Ello no contribuye a que esta resolución se adapte a las necesidades concretas de cada mujer.

Es habitual que muchas mujeres abandonen el tratamiento hormonal al poco tiempo de empezarlo. Aproximadamente el 50 % de las que lo inician lo dejan al año y el 75 % dentro de los tres primeros años. Lo hacen por razones diversas, que van del malestar o la incompatibilidad a la inquietud generada por la información fragmentaria y confusa. Esta suele ser una decisión normalmente muy sopesada por las interesadas que, sin embargo, ha sido argumentada de manera malintencionada por la *industria de la menopausia* como una muestra que corrobora la irracionalidad femenina.[25]

Hasta hace poco tiempo apenas hemos dispuesto de estudios que nos permitan conocer las razones para abandonar el tratamiento. Este tipo de información nos confirma que la decisión de continuar o interrumpir no supone una opción inconsistente o perversa, sino que se sustenta en una lógica cuya coherencia interna importa como conocimiento, tanto para la ciencia como para la asistencia y, sobre todo, puede resultar de gran utilidad para el acompañamiento y la toma de decisiones de otras mujeres que se encuentran en circunstancias similares.

Las mujeres reconocen que su resolución de suspender el tratamiento hormonal parte fundamentalmente de un cuidadoso trabajo personal, en el que tratan de tener en cuenta sus intereses reales.[26] Para llevar a cabo esta evaluación se basan en su propia experiencia y en los relatos de otras mujeres que las conducen a un pensamiento progresivamente crítico sobre el rol real del conocimiento científico en la terapia hormonal de reposición.

---

[25] Hunskaar, Steinar y Bjorn Backe, «Attitudes towards and level of information on perimenopausal and postmenopausal hormone replacement therapy among Norwegian women», *Maturitas*, 15, 1992, pp. 183-194.

[26] Este sistema de proceder mentalmente es uno de los que Belenky y colaboradoras identificaron en su trabajo sobre las formas de las mujeres de llegar al conocimiento que Meg Bond y Paul Bywaters (*op. cit.*) reconocen de gran importancia tanto para iniciar como para suspender el tratamiento hormonal: Belenky, Mary Field, Blythe McVicker, Nancy Rule Goldberger y Jille Mattuck Tarule, *Women's ways of knowing*, Nueva York: Basic Books, 1986.

Tuve la menopausia a los 38 años. Un día dijo el periodo que se iba y se fue. Me dijeron que para que volviera tenía que empastillarme por lo menos durante diez años. Me pronosticaron que mi cuerpo y mi piel envejecerían antes... y con tal de no tomar el tratamiento hormonal de sustitución asumí que mis arrugas se notarían antes que a las demás. Decidí que la naturaleza siguiera su curso.

Muchas veces la resolución de abandonar el tratamiento tiene más que ver con el conflicto generado por las informaciones contradictorias y el resquemor que esta incertidumbre genera que con otras razones. Creo interesante apuntar que tomar esta decisión puede ser para determinadas mujeres una oportunidad para asumir el control de su propia menopausia.

Ante la resistencia de tantas mujeres a obedecer ciegamente el consejo de hormonarse de por vida, el discurso médico ha ido evolucionando. Si inicialmente se recomendaba la terapia de reposición hormonal por tiempo limitado (no superior a cinco años) a mujeres que presentaban determinadas sintomatologías, con el tiempo se prescribía para todas las mujeres durante toda la vida, con la amenaza de que de no hacerlo caeríamos enfermas (hormonodeficientes), nos moriríamos de infarto y el peligro de sufrir alzhéimer u osteoporosis nos acompañaría hasta la muerte. Poco a poco se desarrollaron nuevos argumentos en los que se apelaba a la *inteligencia* y al acceso privilegiado al conocimiento científico: las mujeres *sabias* saben lo que deben hacer con su cuerpo para evitar los peligros de la menopausia y, en consecuencia, toman hormonas. Tampoco así iban mejor las cosas para el negocio menopáusico, en gran medida porque el avance de los argumentos de las pensadoras feministas, así como las primeras evidencias científicas que informaban acerca del peligro del cáncer de endometrio y mama, encendieron la luz de alarma en la mente de las mujeres. Además, muchas de ellas disponían de una experiencia personal que les permitía saber que la renovación no era tan grave como les habían anunciado. Había, pues, que cambiar el discurso. Dado que la amenaza de la enfermedad no resultaba suficientemente eficaz, se elaboró entonces el argumentario de la salud. ¿Queréis vivir muchos años y sanas? Pues ahí tenéis la solución: la terapia hormonal os va a permitir vivir años y años alejadas de toda amenaza para vuestra salud. Además, gracias a las hormonas, no solo estaréis saludables, sino que os mantendréis jóvenes toda la vida; alejaréis el fantasma de la vejez, tendréis cuerpos juveniles, rostros sin arrugas, huesos de acero y corazones a prueba de vida cotidiana. Seréis atractivas —aunque, de cualquier manera, no os elegiremos sexualmente— y decorativas. ¿Qué más queréis?

Sin embargo, a pesar de estos cantos de sirena, las primeras evidencias científicas alarmantes se han ido convirtiendo en un clamor. Un Vietnam para los laboratorios farmacéuticos. La batalla de David y Goliat se reproduce día a día en numerosas consultas ginecológicas, en un cuerpo a cuerpo que va del consejo paternal, amable y cómplice, «¿cómo vas a ir en carro, pudiendo ir en Mercedes?», a la amenaza velada de la enfermedad, el deterioro y la vejez, «ahora te ves tan bien, pero dentro de nada verás cómo tu cuerpo se desmorona por completo», pasando por la promesa de la belleza y la exaltación de la vida saludable. Todo en vano. Millones de mujeres de los países del primer mundo ya disponen de información suficiente para cuestionar el modelo y se muestran inconstantes y poco dispuestas. Por otra parte, la perversidad del sistema no tiene límites. El mundo es grande y para *la industria menopáusica* no existen fronteras. Las promesas que hoy no convencen a las mujeres del primer mundo se reeditan en otros países menos desarrollados donde las mujeres *adelantadas* empiezan a reclamar la terapia hormonal para poder gozar, ellas también, de una vida *saludable*.[27] El círculo perverso se perpetúa.

Una nueva vuelta de tuerca

Pero ahí no queda la cosa. Al constatar las reticencias que presentan las mujeres ante la terapia hormonal, la industria menopáusica no iba a quedarse de brazos cruzados y hace ya un par de décadas ha puesto en circulación lo que se denomina *terapia hormonal*

---

[27] Meyer, Vicki F., «Medicalized menopause, U.S. style», *Health Care for Women International*, 24, 2003, pp. 822-830.

bioidéntica, que se nos vende como una alternativa menos peligrosa, porque se afirma que es *natural*. La utilización del término *bioidéntica* tiene por objetivo que nos sintamos tranquilas, transmitiendo la idea de que son hormonas naturales. Lo cierto es que no son completamente naturales. Suelen provenir del ñame y la soja y poseen una estructura similar a las hormonas humanas endógenas, pero necesitan ser tratadas en el laboratorio para convertirlas en bioidénticas.[28] Las hormonas bioidénticas recetadas de forma individual todavía no cuentan con el aval de la agencia del medicamento y se están introduciendo en el mercado, sin advertir que sus efectos y concentraciones no están suficientemente investigados. Se trata de una nueva, sutil y carísima estrategia que se nutre de nuestro pánico a envejecer y por el momento carece de validación. Un valor añadido con el que tratan de seducirnos consiste en afirmar que a cada mujer se le inserta un *chip individualizado* que contiene la cantidad exacta de hormonas que necesita. Para averiguarlo se basan en una analítica y una ecografía ginecológica y, en función de los resultados, se *personaliza* la fórmula del *pellet*[29] para cada mujer. La información sobre su seguridad y efectividad es preocupante y plantea muchas sospechas acerca de ambos aspectos.[30] Aunque la propaganda de las clínicas de estética, donde se suelen aplicar, afirme todo lo contrario.

He empleado un cierto tiempo en informarme acerca del tema. Lo primero que he aprendido es que es un tratamiento que se dispensa en las clínicas de estética para mujeres en la menopausia y también para hombres en la andropausia, lo cual me ha dejado estupefacta. ¿No os parece inquietante y un poco extraño que una terapia hormonal se lleve a cabo en los centros de estética? En la información que se ofrece en esas páginas web se entremezclan ideas como menopausia, vejez, libido, energía y masa muscular, entre otras muchas.

---

[28] Agradezco a Enriqueta Barranco la valiosa información que me ha proporcionado, así como su amistad de tantos años.

[29] Una pequeña cápsula que va liberando las hormonas poco a poco y que se inserta debajo de la piel, con una pequeña incisión en el glúteo.

[30] https://www.mayoclinic.org/es/diseases-conditions/menopause/expert-answers/bioidentical-hormones/faq-20058460.

El tratamiento consiste en la implantación de un *pellet* en la nalga, el cual se disuelve por sí solo en un plazo que va de cuatro a cinco meses, transcurridos los cuales hay que implantar un nuevo *pellet*. También se puede optar por utilizar una crema cuya fórmula se prepara en la farmacia, a partir de la receta que te *personalizan* en la clínica de estética. Ambas posibilidades cuestan entre trescientos y quinientos euros, en función de la clínica a la que te dirijas. Parece que se pueden introducir hasta seis o siete *pellets* a lo largo del tiempo, lo cual suma la friolera de 3.500 euros en un tratamiento de aproximadamente tres años.

Cuando hablan de ello a veces se les escapa que se trata de cápsulas antiedad —vaya usted a saber qué significa eso—, que contribuyen a paliar los efectos que provoca lo que denominan *el desequilibrio hormonal*, ayudan a recuperar la libido y la masa muscular e incluso la energía. Un tratamiento mágico que al parecer puede terminar con la sexualidad agotada por los años de relación con una pareja poco estimulante y también con el agotamiento y el cansancio de una vida estresante. Me quedo pensando en estos objetivos y me doy cuenta de que se trata de unas metas y deseos que se corresponden más con la ansiedad de la crisis andropáusica masculina, con su pánico a envejecer y perder caché sexual, que con nuestros intereses. En tantos años de pasear el tema de la menopausia por el mundo aún no he encontrado una mujer que viva como un problema la pérdida de masa muscular o que busque un tratamiento para ponerse en modo Schwarzenegger.

Leo en un artículo de *La Vanguardia*[31] que trata sobre este tema que en los hombres el efecto secundario más característico de esta terapia hormonal es la hipertrofia de próstata o el cáncer de próstata, aunque no está muy claro este segundo efecto. Lo que parece probado es que si hay células tumorales, la testosterona las hace crecer, es decir, esta hormona puede acelerar el crecimiento del cáncer. Ahora bien, se duda de si la testosterona es determinante para que aparezca el cáncer en una persona que no lo tiene. Me quedo petrificada y sigo leyendo, por ejemplo, que en las mujeres

---

[31] Carceller, Rosanna, «Las cápsulas antiedad o "chips hormonales" que miles de personas ya llevan debajo de la piel», Lavanguardia.com, 29 de julio de 2023.

pueden darse problemas como el aumento de pelo (no especifica dónde, lo cual resulta ciertamente inquietante) y un cambio en la distribución de la grasa, algo que no especifican en qué consiste, pero que me evoca imágenes alarmantes. Para nosotras únicamente indicaciones estéticas, del cáncer ni palabra. Sorprendente. A pesar de que el negocio es el negocio, algunos médicos honestos se atreven a asegurar que los beneficios se suelen exagerar y que no siempre son reales; reconocen, desde la medicina oficial, que hay intereses económicos en el producto y en su administración. Con estos mimbres no es de extrañar que las sociedades profesionales se hayan manifestado en contra de su uso, debido a la falta de supervisión regulatoria y de evidencia científica acerca de su eficacia y su seguridad. Juzguen por sí mismas.

Me queda claro que la astuta utilización comercial se cuida de nuevo de vincular la *menopausia* con la *vejez* y tiene ahí una sustanciosa mina de explotación económica y corporal de las mujeres que disponen de insuficiente información o una importante adherencia al modelo de belleza y seducción heterosexual. Se trata de un juego de malabares para vender un humo que nos arruina y enferma. Un cambio que perpetúa el engaño y, desde luego, no va a favor de las mujeres. A pesar de todo, tienen su clientela.

La menopausia por decreto

Nacemos en un cuerpo sexuado femenino y esta experiencia marca toda nuestra existencia. A partir de las percepciones que recibimos a través de nuestro cuerpo desarrollamos nuestro sentimiento de identidad. La identidad de género es un componente fundamental a través del cual las mujeres y los hombres somos reconocidos por otras personas y por nosotras mismas, si bien es cierto que para las mujeres la diferencia sexual constituye un elemento clave y, con más frecuencia que los varones, nos describimos a nosotras mismas a partir de ella.

La identidad sexual es importante y se apoya en la existencia de un aparato genital específico, que en el caso de las mujeres incluye útero y ovarios. Sin embargo, pese a la importancia que socialmente se atribuye a estos órganos como símbolo de la identidad femenina, la histerectomía (extirpación quirúrgica del útero) es una de las operaciones más frecuentes en la cultura occidental. Con ella suelen desaparecer también un buen número de ovarios (ooforectomía) en perfecto estado. En el siglo XIX se realizaban histerectomías para tratar problemas ginecológicos y también supuestas alteraciones psicológicas de las mujeres. Sin embargo, a partir del siglo XX se realizan para tratar problemas ginecológicos normalmente benignos y no se tienen en cuenta sus consecuencias psicológicas, a pesar de que un alto número de mujeres histerectomizadas tienen que ser tratadas de depresión después de dicha intervención. El 75 % de las histerectomías se efectúan en mujeres jóvenes (de entre 20 y 49 años), premenopáusicas casi todas, obviamente, y se realizan con mayor frecuencia en los centros privados que en la sanidad pública. La mayoría de las histerectomías se consideran electivas porque se realizan por dolencias que no son vitales y son aprobadas por las propias mujeres; sin embargo, no creo que estas dispongan de mucha libertad moral para elegir, para decidir qué hacer o no hacer, ya que no disponen de información suficiente y ajustada acerca de esta intervención, de sus consecuencias y, sobre todo, de las posibles alternativas.

María Teresa Ruiz Cantero y María Verdú Delgado[32] han estudiado este asunto no menor y señalan el hecho ya comentado de que junto con la histerectomía se extirpan muy a menudo los ovarios (ooforectomía), sobre todo en mujeres que se encuentran en la edad de la menopausia, presuponiendo que los ovarios tienen poca función hormonal después de esta y porque, quizás, pueden enfermar con el tiempo; la realidad es que no se conocen con precisión las implicaciones hormonales de la ooforectomía bilateral a largo plazo. El impacto personal de una histerectomía o de una ooforectomía puede ser diferente, en términos de la vivencia de cada mujer y del significado subjetivo de una y otra en cuanto a la identidad de género. Mientras la extirpación del útero afecta fundamentalmente a nuestra posibilidad de tener criaturas —tema

---

[32] Ruiz Cantero, María Teresa y María Verdú Delgado, «Sesgo de género en el esfuerzo terapéutico», *Gaceta Sanitaria*, vol. 18, supl. 1, mayo de 2004, pp. 118-125.

que puede ser de una importancia relativa para muchas mujeres, especialmente cuando ya tienen algún hijo o hija o ya tienen más edad—, la supresión de los ovarios como productores de las hormonas sexuales puede tener un significado más profundo en nuestra identidad de género a todas las edades, porque conlleva un mayor significado simbólico que la histerectomía y se relaciona con la identidad femenina y el atractivo sexual.

Esto es así hasta tal punto que incluso las mujeres histerectomizadas establecen categorías entre sí que implican mayor o menor nivel de estigma, en función del tipo de operación que han sufrido (total, parcial). Se muestran orgullosas de mantener uno o los dos ovarios, construyendo lo que Jean Elson[33] denomina una «jerarquía hormonal»: una a modo de recurso emocional para afrontar la crisis de identidad que genera tal intervención. Conservar los ovarios, una vez que entras en el quirófano, es un alivio compensatorio de cara a preservar la *feminidad* que proporciona el equilibrio hormonal y, en consecuencia, la posibilidad de mantenerse atractiva sexualmente.

Ervin Goffman,[34] en su trabajo sobre el estigma, plantea que no somos conscientes de las especiales relaciones que hacemos entre determinados atributos y la identidad social asociada (estereotipo) hasta que no nos enfrentamos con alguien que no puede satisfacer determinado atributo. En este sentido, la histerectomía se convierte en un estigma que desacredita a una mujer, en este caso por la especial relación que cultural y socialmente establecemos entre el útero (extirpado) y el estereotipo (ser fértil). Una mujer sin útero o sin ovarios puede sufrir un estigma particular, que Goffman denomina abominación del cuerpo.

Pero el tema no queda ahí. Junto a los problemas estrictamente físicos derivados de la menopausia traumática y la consiguiente ingestión de hormonas que se prescriben como imprescindibles, las mujeres histerectomizadas, a partir de ese momento, tienen que replantearse su identidad, ya que en nuestra sociedad se utilizan

---

[33] Elson, Jean, «Hormonal hierarchy: Hysterectomy and stratified stigma», *Gender & Society*, 15 (5), 2003, pp. 750-770.
[34] Goffman, Ervin, *Estigma*, Buenos Aires: Amorrortu, 1963/1970.

términos que son profundamente vejatorios y humillantes para definir a una mujer histerectomizada.

La leyenda negra que me habían contado de que cuando a una mujer «le quitaban todo» ya se le acababa el sexo, se quedaba insensible, me preocupaba.

Cuando ocurre una intervención de este tipo, el lenguaje social que la describe supone una afrenta colosal: «la han vaciado»; «está hueca»; «se lo han quitado todo». Todo implica útero, trompas, ovarios, pero no estómago, intestinos, hígado, claro. Todo, para las mujeres, se refiere exclusivamente al aparato reproductivo, lo demás que nos constituye es *nada*. Todo significa la extirpación de los órganos internos reproductivos; en definitiva, la supresión de nuestra identidad como *mujer*, que se circunscribe al aparato reproductor. Si no tienes útero no eres mujer.

Cuando me extirparon los ovarios y la matriz, la predicción del médico fue que todo mi cuerpo se masculinizaría, me cambiaría la voz, la distribución del vello, etc.

Hay un silencio que clama al cielo acerca de la experiencia vivida por las mujeres que han sufrido menopausias traumáticas. Desconocemos la narración de su vivencia, de sus temores, dudas, decisiones, exclusiones, estigmatizaciones. Los sentimientos en torno a la feminidad. Las contradicciones y esperanzas que se derivan de tener que tomar hormonas a palas para *seguir siendo mujer*.

Algo más que un asunto médico, un viaje interior

«La mayoría de las mujeres completan el difícil tránsito de la condición de animal reproductor a la de animal reflexivo durante esos años».

GERMAINE GREER[1]

La menopausia supone un cambio evidente en lo físico, pero, sobre todo, en lo psíquico. Un tiempo del curso vital que nos puede proporcionar una percepción cambiada de nosotras mismas y un conocimiento veraz sobre la fuerza de las relaciones que establecemos: somos conscientes de que algo cambia dentro de nosotras. Disponemos de una nueva mirada que ahora se dirige, probablemente por primera vez, hacia dentro y tenemos la oportunidad de decidir nuestra libertad para ser.

Se ha estudiado muy poco el desarrollo humano en la segunda edad adulta. A pesar de que es una etapa compleja, las interpretaciones del desarrollo evolutivo de las mujeres se han simplificado hasta límites insospechados, haciendo lecturas fundamentalmente biológicas y en su mayoría centradas en las funciones reproductivas, con las que se nos ha tratado de circunscribir al mundo doméstico. Sin embargo, los estudios llevados a cabo desde perspectivas en las que se escucha la voz de las mujeres ofrecen interesantes versiones personales de las transformaciones psicológicas y emocionales que caracterizan nuestra vida en la edad mediana y mayor.[2,3]

---

[1] Greer, Germaine, *El cambio. Mujeres, vejez y menopausia*, Barcelona: Anagrama, 1991/1993.

[2] Arnold, Elizabeth, «A voice in their own: Women moving into their fifties», *Health Care for Women International*, 26, 2005, pp. 630-651.

[3] Freixas, Anna, *Mujer y envejecimiento. Aspectos psicosociales*, Barcelona: Fundació LaCaixa, 1993.

La menopausia es, ante todo, una experiencia personal que nos interpela y nos transporta de un yo social y externo a un espacio de prospección íntimo, «un viaje interior en busca de la sabiduría y la serenidad», nos dice Germaine Greer. Un tiempo de silencio y búsqueda que nos permite una travesía personal de gran interés y poder emancipatorio. Un cambio silencioso que se va fraguando dentro de nosotras desde años antes, pero que en la menopausia muestra todo su valor.

Esta etapa me ha hecho consciente de que he recorrido camino, que he acumulado experiencias que puedo compartir con otras mujeres. La oportunidad de reflexionar sobre mí misma, reconocerme en un nuevo estadio, con nuevas perspectivas, desde la reflexión serena producto de las «juventudes acumuladas».

Este momento de la vida supone, pues, una oportunidad para centrarnos en nosotras mismas, para muchas probablemente por primera vez, y desarrollar nuestra autoestima y veracidad. Se abre ahora un periodo de mayor autenticidad y autoconciencia, en el que el cambio, a menudo, se evalúa positivamente.[4]

Soy de las que piensa que, con los años, si quieres y sabes cómo, mejoras.

Muchas mujeres toman ahora en serio el trayecto hacia la siguiente fase de la vida y la oportunidad que se les presenta de sacar los pies del plato. Un espacio de creatividad y energía renovada. La progresiva conciencia de que el tiempo es un bien escaso y necesita ser vivido al momento invita a un viaje al que desean ir ligeras de equipaje, liberadas de asuntos materiales, de expectativas irreales, de creencias y fantasías dolorosas. La reordenación deliberada de prioridades: he ahí la tarea. Eso requiere tiempo, dedicación y un trabajo fino. La calidad de vida de los años que tenemos por

---

[4] Sampselle, Carolyn M., Vanessa Harris, Sioban D. Harlow y Mary Fran Sowwers, «Midlife development and menopause in African American and Caucasian women», *Health Care for Women International*, 23 (4), 2002, pp. 351-363.

delante depende, en gran medida, de este trabajo interior, realizado con delicadeza.[5] Es un momento de la vida en el que, antes de desplazarnos hacia una nueva etapa, nos damos permiso para detenernos a reflexionar sobre nosotras mismas, para analizar cuál es nuestra posición en el ciclo vital. Esta idea de búsqueda interior, ya señalada en su momento por Carl Jung,[6] nos proporciona la oportunidad de distanciarnos un poco de la cotidianeidad que nos envuelve como un torbellino, abriéndose ante nosotras un largo espacio para evaluar y decidir sobre quiénes somos y quiénes queremos ser en la edad mayor, cómo queremos diseñar nuestra vida futura.

Parece demasiado simple explicar el replanteamiento personal en que entramos, este tiempo de reflexión y evaluación, de complejidad y entretejido, únicamente como resultado del fin de la etapa reproductiva.[7] Nos interesa la menopausia como un hecho concreto, pero estamos implicadas en la realidad que supone el envejecer. Probablemente todo ello tenga más que ver con el momento del ciclo vital en que nos encontramos —en plena generatividad, si tenemos en cuenta las teorías del desarrollo de la personalidad de Erikson—[8] que con la materialidad hormonal de la menopausia. Este camino silencioso parece demasiado sabio para ser explicado como resultado de haber llegado al fin de la etapa reproductiva. Demasiado hermoso y complejo.

Caminar hacia la belleza

A nadie se le escapa la importancia que la apariencia externa tiene en la cultura occidental, especialmente en el caso de las mujeres,

---

[5] Freixas, Anna, *Yo, vieja. Apuntes de supervivencia para seres libres*, Madrid: Capitán Swing, 2021.
[6] Jung, Carl, «The stages of life», en R. F. C. Hull (ed.), *Collected works of C. G. Jung*, Princeton: Princeton University Press, 1960.
[7] Granville, Gillian, «Menopause. A time of private change to mature identity», en Miriam Bernard, Judith Phillips, Linda Machin y Val Harding Davies (eds.), *Women ageing: Changing identities, challenging myths*, Londres: Routledge, 2000, pp. 74-92.
[8] Erikson, Erik H., *El ciclo vital completado*, Barcelona: Paidós, 1982/2000.

para las que el estándar de la belleza dicta ser delgada y joven (blanca, clase alta, heterosexual y sin discapacidad evidente). En nuestra sociedad, pues, las mujeres que no se adaptan a los estándares no son consideradas bellas y atractivas. A medida que nos hacemos mayores lo vamos teniendo más difícil. Cumplir años es forzosamente alejarse de la juventud y, además, mantener un cuerpo sin cambios, delgado, esbelto, sin arrugas, supone un oxímoron respecto al proceso natural de envejecer. La menopausia se vive como el detonante del inicio imparable de la vejez, la toma de nuestro cuerpo por parte de la ancianidad. Hasta que un buen día asomó la menopausia en nuestra vida, vivíamos como si en nuestro cuerpo no se produjeran cambios, como si estuviera detenido en el tiempo. Todo ello por un gran miedo subyacente: desaparecer de la vista de los hombres. Pues vaya.

A pesar de que caminamos hacia la belleza de la edad, los medios de comunicación y la tradición oral invisibilizan a las mujeres mayores. Ya en los cuentos de nuestra infancia la representación de la mujer mayor es bastante nefasta: las madrastras de Blancanieves y Cenicienta (en alguna parte habrá que hacer un elogio de las madrastras, tan injustamente vilipendiadas por la cultura popular), la bruja que captura a Hansel y Gretel, todas son mujeres mayores, feas, malas, sin corazón, que rivalizan con otras que son más jóvenes y bellas que ellas.

La construcción social de la apariencia externa femenina —esencialmente estática— no se acomoda a las modificaciones corporales que conlleva la edad. Mantener un cuerpo femenino y atractivo supone mantener un cuerpo sin cambios, y cualquier alteración visible se considera negativa, anormal o desviada.[9] Al llegar a la menopausia por regla general no solemos tener 20 años. Somos mujeres en la mediana edad, con muchos kilómetros en el cuerpo.

He llevado a cabo una vuelta a la interioridad, encontrando otro tipo de belleza, tanto o más atractiva que la de la juventud.

---

[9] Wolf, Naomi, *El mito de la belleza*, Madrid: Continta Me Tienes, 1990/2020.

Culturalmente se considera que la menopausia es la causa principal de determinados cambios en la apariencia física que suelen evaluarse como problemáticos o negativos, en la medida en que nos impiden mantenernos en los ideales de belleza de género. Cambios que afectan a lo que en nuestra sociedad se entiende por la feminidad (¿qué somos entonces, si ya no podemos seguir siendo femeninas?). Justamente, la industria de la menopausia gira en torno a este concepto de la no belleza de las mujeres mayores. Solo a través del milagro de la medicina moderna, la cirugía y los productos cosméticos carísimos podemos esperar librarnos del estigma de la edad y consecuentemente de la fealdad. Por otra parte, las mujeres cuanto más adheridas están al modelo patriarcal de la belleza y las relaciones, peor parecen vivir la transición menopáusica, aunque, como apostilló una sabia amiga mía cuando hablamos de esta posibilidad: «Lo cierto es que no solo viven mal ese proceso, sino que también pasan peor casi todo lo demás».

La definición cultural de la vejez en términos de fealdad hace que el cuerpo en la menopausia se viva de manera conflictiva por el simple hecho de que empieza a mostrar los signos de la edad. Es la definición negativa del envejecer lo que oscurece la vivencia de la menopausia en nuestra sociedad. Sin embargo, desde la gerontología feminista se reconoce que el significado y la experiencia de la menopausia se empiezan a diferenciar del significado y la experiencia del envejecer, gracias al aumento espectacular de la esperanza de vida que ha situado la menopausia casi en la mitad del camino.[10] Hay un trabajo que nadie puede hacer por nosotras y que es imprescindible para crear un nuevo imaginario de la belleza que no nos expulse de la carrera de la vida: aceptar los cambios corporales que evidentemente tienen que ver con el programa genético, con el DNI y con la vivencia del ciclo vital. Un trabajo personal e intransferible. Las mujeres de hoy no nos sentimos decrépitas en la mediana edad, aunque sabemos que nuestro cuerpo va adquiriendo formas y texturas interesantes, distintas a las de la edad joven. Después de la transición menopáusica nos quedan

---

[10] Calasanti, Toni, «New directions in feminist gerontology: An introduction», *Journal of Aging Studies*, 28, 2004, pp. 1-8.

entre treinta y cuarenta años por delante, ¿cómo deseamos vivirlos?, ¿cómo pensamos manejar este tiempo extra si no inventamos entre todas un nuevo caminar hacia la belleza?

La construcción de la visibilidad

En nuestra sociedad, la menopausia posee un profundo significado como proceso de construcción social de las diferencias basadas en el sexo, en el que se evidencian las estrictas definiciones distintivas entre mujeres y hombres. La separación ideológica entre el valor de los cuerpos de unas y otros sustenta estas diferencias. En Occidente, la mujer menopáusica es definida como «diferente» a la mujer no menopáusica (reproductiva, fértil, sexual, atractiva), por lo que social y culturalmente se convierte en «otra» (no reproductiva, no fértil, asexual, no atractiva). No mujer, en definitiva. Algo que no les ocurre a los varones de edades similares, a quienes, por el contrario, se les otorga el beneficio del atractivo y el valor social a cualquier edad, incluida la andropausia. La feminidad es un concepto complejo que varía en las diferentes culturas. En algunas de ellas la exaltación de la fertilidad y de la posibilidad de quedar embarazada constituyen un elemento básico de la identidad femenina. Esta se trunca en la menopausia, cuando la mujer pierde su feminidad al dejar de ser fértil. A través de esta construcción social de la identidad, al alcanzar la edad de la menopausia sentimos la ansiedad de las personas situadas en los límites (algo similar a la construcción cultural del extranjero), y en nuestro interior asoma la sombra de la marginación y la exclusión.[11]

No resulta fácil prepararse para la invisibilidad. Deseamos ser deseadas. Gustar gusta, como decíamos en otro lugar.[12] El deseo

---

[11] Dillaway, Heather E., «(Un)changing menopausal bodies: How women think and act in the face of a reproductive transition and gendered beauty ideal», *Sex Roles*, 53 (1-2), 2005, pp. 1-17.

[12] Freixas Farré, Anna, «La edad escrita en el cuerpo y en el carné de identidad», en Clara Coria, Anna Freixas y Susana Covas, *Los cambios en la vida de las mujeres*, Barcelona: Paidós, 2005, pp. 67-130.

de resultar atractiva prevalece en las mujeres de todas las edades. Seguir siendo *sexy* para los demás exige tener el cuerpo externo que dictan los inalcanzables ideales de belleza de género. La relación que hemos tenido con nuestro cuerpo en la juventud tiene mucho que ver con las actitudes que tenemos ante nuestro cuerpo en el proceso de envejecer. Jacqueline Zita destaca que el cuerpo adquiere significado y lugar social a través de las prácticas culturales y que la construcción del cuerpo menopáusico a través de una imaginería que muestra vergüenza y pérdida de valor facilita la negación del poder potencial de las mujeres mayores.[13] Al respecto, algunas pensadoras han sugerido los beneficios que podría tener crear algún rito de transición que pusiera en valor el cuerpo y la vida de ahora en adelante.

Pasar de un cuerpo femenino —deseable, visible— a un cuerpo menopáusico-andrógino —invisible y, por lo tanto, fuera de los circuitos del deseo— no es tarea sencilla. Requiere una serie de reajustes. En este momento de la vida, muchas mujeres podemos vernos envueltas en dilemas internos de identidad cuando pensamos en nuestros cuerpos maduros y nos afanamos por adaptarlos a los ideales de belleza, tratando de mantener determinados estándares de apariencia corporal. Duro esfuerzo. Quizás nos iría mejor si nos planteásemos la transformación de los modelos estéticos, diseñados desde fuera de nosotras —imposibles e inalcanzables por definición— en modelos reales con los que podamos sentirnos identificadas y respetadas. Crear otros rituales estéticos más compasivos y a tono con nuestra realidad corporal. Pasar del modelo de la belleza al modelo de la dignidad y el autorrespeto.

Me he reconciliado con mi cuerpo. Ya no le exijo que sea deseable, ya no estoy en el mercado, ya no entro en competencia. Soy más libre.

---

[13] Zita, Jacqueline N., «Heresy in the female body: The rhetorics of menopause», en Marilyn Pearsall (ed.), *The other within us*, Londres: Routledge, 2018, pp. 95-112.

Nosotras en relación

«Pasada la menopausia todas somos excéntricas.
No debemos avergonzarnos de buscar relaciones
que no encajen con el paradigma aceptado».

GERMAINE GREER[14]

Los vínculos han sido nuestro fuerte a lo largo de la vida. Somos expertas en los malabarismos de las relaciones. En nuestro deambular por la vida hemos ido trabando tupidas redes caracterizadas por su complejidad emocional, que nos vinculan con muchas personas a diversos niveles de intensidad y compromiso. Al llegar a la mediana edad disponemos de interesantes recursos, aprendidos en la larga marcha recorrida hasta el momento. Somos expertas en usar la libertad disponible, gracias a la seguridad que nos proporcionan los vínculos y relaciones que hemos ido construyendo a través de los diversos maternajes que hemos sostenido, en nuestras formas de hacer y de ser como trabajadoras por cuenta propia o por cuenta ajena y como vecinas, hermanas, amigas.

Sin embargo, a partir de la menopausia, nuestra condición de seres en relación también cambia. Ha llegado el momento en que podemos redefinir las relaciones que hemos mantenido con las personas cercanas, situarlas en nuevos espacios afectivos y de comunicación: parejas, criaturas, progenitores y demás dependientes ocupan espacios menos expansivos, y podemos colocarlos un poco más allá, en un lugar menos invasivo, preservando nuestra estrenada intimidad. Ahora tenemos también la oportunidad de conectar de nuevo, de reencontrarnos con gente significativa para nosotras que en nuestra anterior vida saturada hemos ido dejando aparcada al borde del camino. Estábamos tan ocupadas en sostener las vidas ajenas que nos quedaba poco tiempo para las sutilezas amistosas.

En este tiempo disponemos de mayor libertad y nos sentimos con más poder, lo que nos permite dirigir nuestro deseo de vínculo en otras direcciones, porque sentimos dentro de nosotras una nueva

---

[14] Greer, Germaine, *El cambio. Mujeres, vejez y menopausia*, Barcelona: Anagrama, 1991/1993.

libertad y deseo de verdad y podemos tratar de poner las condiciones para hacerla posible. Me gusta recordar la frase de Adrienne Rich que abre un espacio imprescindible al papel de la verdad en la vida de las mujeres: «Cuando una mujer dice la verdad está creando la posibilidad de que haya más verdad alrededor de ella».

Además, también nos sentimos más seguras, y esta mayor confianza nos puede ayudar a resolver con mayor sabiduría antiguos conflictos y desencuentros que ahora, tamizados por la relatividad del tiempo y la sabiduría que nos ha proporcionado la caída del velo de las hormonas, pierden su carácter virulento. El desarrollo adulto nos permite una posición pacificadora; tenemos mayor ecuanimidad en la valoración de los hechos y otorgamos menos drama a las situaciones. Nos resulta más fácil mirar con mayor compasión a nuestro alrededor y minimizar antiguos agravios y heridas, amnistiarlos. Todo ello mejora nuestras relaciones. Somos expertas creadoras de lazos afectivos. A estas alturas de la vida hemos construido vínculos de intensidad variable, amistades de larga duración, amores diversos y plurales que han conferido significado a nuestra vida; encuentros efímeros e intensos, que guardamos en el *almario*, delicadamente. Hemos abrazado casi todas las causas justas en nuestro largo viaje en la construcción de la ética de las relaciones, del cuidado, de la justicia, de la solidaridad. En definitiva, nos hemos hecho mejor gente, como dice Margaret Gullette.[15]

La menopausia, una experiencia múltiple

«No hay dos climaterios iguales».

GERMAINE GREER[16]

Difícilmente encontramos en la literatura al uso el reconocimiento de la menopausia como una experiencia subjetiva que es vivida

---

[15] Gullette, Margaret, *Declining to decline: Cultural combat and the politics of the midlife*, Charlottesville, Virginia: University of Virginia Press, 1997.
[16] Greer, Germaine, *El cambio. Mujeres, vejez y menopausia*, Barcelona: Anagrama, 1991/1993.

de diferentes maneras por las mujeres. Somos muchas, pero no iguales. No somos una masa homogénea a la que se le pueda tratar de manera uniforme, sin tener en cuenta las enormes diferencias físicas, psíquicas, emocionales, sociales, económicas e intelectuales que nos individualizan y nos hacen únicas una a una.

Tanto la literatura al respecto como la experiencia narrada por las mujeres nos indican que la menopausia es un proceso que va del cero al infinito. La vivencia de las mujeres varía mucho: mientras algunas sufren un surtido de problemas —algunos realmente relacionados con los cambios hormonales del momento y otros muchos con la vida y la coyuntura personal—, otras pasan por ella sin sufrir prácticamente ninguna molestia. Así, podemos encontrar estudios con largas relaciones de signos que las mujeres identifican como causados por la menopausia y malestares diversos que repercuten en lo físico y lo psíquico, y también podemos leer otros trabajos en los que las mujeres afirman haber transitado por esta etapa tranquilamente. Incluso los sofocos, que suelen considerarse como una experiencia normativa en nuestra cultura, no tienen la misma consistencia cuando se analizan los relatos de mujeres en diferentes culturas. Reconocer la diversidad de vivencias nos permite desarrollar imágenes alternativas y más liberadoras de la menopausia.

La menopausia, esta «fugaz y mística fase», avanza a menudo con sigilo, sin que algunas mujeres la perciban, no dejando trazas visibles, sin perturbar la calidad de su vida cotidiana.[17] En 1933, un informe de la Medical Women's Federation llevado a cabo sobre mujeres inglesas a finales de los años veinte indicaba que el 90 % de ellas aseguraban no haber sufrido mayores problemas. Otros estudios llevados a cabo en los años cuarenta y cincuenta del siglo pasado ofrecen resultados similares, mostrando que las mujeres tienen actitudes relativamente positivas hacia la menopausia, si bien sus quejas varían en función de la fase en que se encuentran.[18] El tiempo de experiencia en ella es un elemento

---

[17] Bernard, Miriam, Judith Phillips, Linda Machin y Val Harding Davies (eds.), *Women, ageing: Changing identities, challenging myths*, Londres: Routledge, 2000.

[18] Spitzer, Denise L., «Panic and panaceas: Hormone replacement therapy and the menopausal syndrome», *Atlantis*, 27 (2), 2003, pp. 6-13.

clave en su evaluación y vivencia. No todas las mujeres que tienen alguna dificultad o presentan algún signo buscan ayuda médica y, cuando lo hacen, no todas siguen las prescripciones al pie de la letra. La lectura que hagamos de esta etapa depende, en gran medida, de cómo la relacionemos con otras preocupaciones o problemas (sociales o emocionales) que pueden darse simultáneamente en este momento del ciclo vital.

Un punto importante en la vivencia de la menopausia tiene que ver con las actitudes y las anticipaciones de lo que esperamos de este periodo de la vida. Cómo la miramos desde mucho antes de vivirla supone un caldo de cultivo importante.

Yo esperaba la menopausia segura de pasarla bien, sabiéndola como una fase fisiológica más para la cual mi cuerpo tenía que estar preparado. Sin embargo, no fue así. La pasé con mucha sintomatología, aunque la verdad es que coincidió con problemas importantes de pareja.

Para algunas mujeres la menopausia es un momento de gran sufrimiento psicológico, relacionado con el sentimiento de hacerse mayor; para otras es una transición vital agradable y positiva. Una liberación.

Pero también hay que tener en cuenta que en los últimos sesenta años las circunstancias objetivas con las que las mujeres de mayor y menor edad afrontan la menopausia han cambiado profundamente. Antes de la normalización de los sistemas anticonceptivos, la pérdida de la regla «salvaba» a las mujeres de la maternidad no deseada y de otros problemas asociados, como tomar la decisión de abortar y los consecuentes sentimientos de culpa. Por lo tanto, la menopausia era algo que se esperaba y tenía sus ventajas; sus posibles inconvenientes quedaban minimizados por los beneficios. Además, apoyadas en la consideración de que a partir de ese momento las mujeres «ya no servimos», numerosas mujeres aprovechaban la oportunidad para dar por clausuradas unas relaciones sexuales insatisfactorias, con una pareja normalmente poco atenta a las necesidades femeninas. Lo que suponía una recompensa añadida. Para las mujeres que han vivido su sexualidad en tiempos de la píldora y otros sistemas de control de la natalidad, la menopausia ha adquirido un valor completamente distinto, puesto que el temor al embarazo ha tenido menos relevancia. En cambio, han entrado en juego otros elementos —positivos y negativos de la cultura moderna— para otorgar significado emocional y subjetivo a la menopausia.

Nuestra menopausia

«*La mujer menopáusica es prisionera de un estereotipo y no podrá escapar de él si no empieza por describir ella misma lo que le ocurre*».

GERMAINE GREER[1]

Si hiciésemos un pequeño sondeo entre nosotras descubriríamos que muchas tenemos divertidas experiencias relacionadas con la menopausia. Mi primer acercamiento chocante al prejuicio médico lo tuve a los 40 años cuando, a causa de una fuerte contractura en el trapecio izquierdo, acudí a la consulta de un médico —unos años mayor que yo, por cierto— quien, prácticamente sin mediar escucha alguna sobre mi dolencia, me informó categóricamente de que lo que me ocurría era la menopausia. Caramba. Eso sí que no me lo esperaba, ya que hasta el momento no se me había ocurrido establecer una relación causal directa entre mi espalda y mis ovarios. Siempre había imaginado la menopausia como un buen proyecto. No albergaba ningún temor especial acerca de ella; sin embargo, tengo que reconocer que tal inesperada noticia produjo un cortocircuito momentáneo en mi mente. ¿Y si había cosas terribles que me estaban esperando y yo no había imaginado? Rápidamente acudieron a mi pensamiento, para salvarme, otras ideas apaciguadoras, obtenidas por otras vías —lecturas, genealogía— que, en cuestión de segundos, me ayudaron a reponerme del *shock*. Afirmé que esperaba disfrutar de una menopausia saludable en su momento y le pedí que atendiera mi molesto dolor. Y, por supuesto, le deseé lo mejor para su inmediata andropausia.

---
[1] Greer, Germaine, *El cambio. Mujeres, vejez y menopausia*, Barcelona: Anagrama, 1991/1993.

Al margen de las diferentes posiciones teóricas acerca de la experiencia menopáusica, como vemos, está la vida real, lo que las mujeres de carne y hueso viven, sienten, experimentan, en este momento de su vida. Al escribir este pequeño libro sobre la edad de la renovación puede parecer que sitúo esta transición en el centro de la vida, que le otorgo una visibilidad máxima, como si fuera en sí misma la causa del posible malestar de las mujeres en la mitad de su ciclo vital; o que le reconozco un papel explicativo central para las posibles crisis o los cambios difíciles que a veces nos acompañan en este momento personal. Sin embargo, la curiosidad que me llevó a preguntar a las mujeres, mis iguales, acerca de su representación subjetiva, vital y experiencial de esta transición se sustentaba en el deseo de mostrar su carácter de coyuntura episódica en la vorágine de la mediana edad, algo que, por otra parte, numerosas investigadoras han sostenido con anterioridad.

No es que porque tengamos la menopausia nos ocurran determinadas cosas, sino que, justamente, nos encontramos en un momento de la vida en que se producen un buen número de coyunturas que hacen que el suelo donde hemos apoyado las fuertes creencias de nuestra vida personal, familiar y profesional se tambalee y, entre estas circunstancias personales, se encuentra la menopausia. Ahí entremezclados están los sueños alcanzados y los sueños rotos, los hijos y las hijas que finalmente deciden mostrar su eficiencia como personas adultas, la pareja y la no pareja, la jubilación al fondo, el cuerpo cambiado. Todo haciendo ruido, un murmullo que nos devuelve a nosotras mismas y nos interroga. Nos invita a hacer un balance sobre lo conseguido y lo por conseguir. ¿Qué caminos podemos recorrer ahora con elegancia? ¿Cómo reconciliarnos con el pasado, para enfocar el futuro? Germaine Greer, Christiane Northrup y Elena Arnedo argumentan la menopausia como una oportunidad para enfocar el porvenir, agarrando la vida por delante. Pues eso, la transición de la que se habla en este texto pretendo situarla en el contexto de la vida de las mujeres, en su periferia, no en el centro. De hecho, veremos que su vivencia mejor o peor depende en gran medida de la intensidad de la vida vivida por cada persona y que con el tiempo su significado se matiza, su malestar se desvanece. No pretendo plantear en este texto una *única* verdad sobre la menopausia, solo esbozo una versión *no oficial* sobre ella. Una versión libre.

Teniendo en cuenta que el tiempo es un elemento mediador de las emociones y las experiencias, para el análisis y comentario de las diferentes aportaciones me ha parecido conveniente agrupar las informaciones obtenidas en función de los años que han transcurrido —desde el momento de la menopausia—. Por un lado, el grupo de las que llevan menos de tres años en ella, que denomino «las jóvenes» —aunque no tienen por qué serlo, en sentido estricto, más que otras que tuvieron menopausias inducidas o precoces, que, a pesar de que llevan muchos años en ella, pueden tener menos edad—; el de las que llevan entre cuatro y diez años en ella, «las medianas»; y, finalmente, las que tuvieron la menopausia hace más de diez años, «las mayores» —aunque solo lo sean en términos de los años de experiencia—. Con estas expresiones me iré refiriendo a ellas a lo largo del texto. Así, en función de los años que hace que tuvieron la menopausia, se distribuyen de la siguiente manera:

Las jóvenes (menos de 3 años) 42 mujeres	Las medianas (entre 4 y 10 años) 62 mujeres	Las mayores (más de 10 años) 31 mujeres

Al igual que ocurre en otras investigaciones en las que las respuestas se dan por escrito, he podido observar que algunas mujeres, normalmente jóvenes, muestran una mayor facilidad para este tipo de comunicación que otras más mayores. Así, es frecuente que escriban textos más largos y ofrezcan un mayor número de argumentos y razones explicativas. Suelen estar más acostumbradas a la comunicación escrita y además, en este caso, se encuentran aún inmersas en esta experiencia que les interesa y les preocupa. La miran con mayor atención y sorpresa que las que llevan años en ella, a quienes ya no les inquieta, ni siquiera parece que la recuerden demasiado; aunque, por cortesía y solidaridad, hacen un esfuerzo por retrotraer su memoria hacia una vivencia que hace años quedó atrás.

Del pesimismo a la euforia

A pesar de que la construcción social de los mensajes nos lleva a menudo a tratar de adecuar el discurso al modelo propuesto por la cultura oficial que, en el caso que nos ocupa, es básicamente negativo, he encontrado un buen número de narraciones en las que se matizan las experiencias vividas y se enfatizan diversos aspectos positivos de esta transición, lo cual supone un interesante esfuerzo de elaboración para contrarrestar la tendencia a iluminar lo esperable, lo negativo.

De la lectura de las diversas respuestas he podido extraer una idea general de cada una, en cuanto a la valoración global que cada persona hace de su experiencia de la menopausia, algo así como *el tono* que desprende cada texto. A partir de ahí las he intentado clasificar. Por una parte, están los relatos que exaltan fundamentalmente los aspectos favorables de esta transición, que muestran una vivencia despreocupada y feliz de este periodo, con un claro predominio del énfasis en los aspectos positivos: «Yo soy de las eufóricas», me dijo una amiga cuando la invité a compartir su experiencia. Ella me dio luz para nombrar la actitud de algunas de las encuestas que he englobado como «positivas». Dentro de ellas están tanto las que hacen un relato argumentado en el que todo se vive como bueno, como las claramente «eufóricas», que ponen el énfasis en los muchos aspectos beneficiosos que han encontrado en esta experiencia de su vida y manifiestan un estado de bienestar y cambio respecto a la etapa anterior que las hace especialmente felices.

En el apartado «neutras» he incluido aquellas narraciones que describen experiencias y hechos positivos y también otros negativos, pero no hacen una valoración expresamente negativa que tiña el periodo por completo (por ejemplo, indican que han sufrido sofocos, pero no los califican de un modo que su percepción negativa envuelva toda la experiencia). Estas mujeres evalúan las molestias dentro de un proceso en el que, simultáneamente, ocurrían otras cosas, buenas y malas, o entienden la menopausia como un proceso inserto en el curso vital y, por lo tanto, la narración no incluye una dramatización de la experiencia, ni tampoco una exaltación de los beneficios experimentados.

Finalmente, en las «negativas» he agrupado los relatos que afirman que globalmente la menopausia ha supuesto una experiencia difícil, en la que no se encuentra ningún aspecto positivo o beneficioso. Aquí se incluyen tanto las simplemente negativas como las que hacen un relato negro por completo:

Estaba mejor con la regla, porque era mía y la quiero.

ACTITUD GLOBAL	Jóvenes %	Medianas %	Mayores %	Total %
Positiva	26,19	24,19	38,71	28,15
Neutra	61,90	53,23	54,84	56,30
Negativa	11,90	22,58	6,45	15,56

Vemos que la valoración global de la menopausia muestra claramente que no hay «una» sola menopausia, sino que se trata de una experiencia plural, compleja, que va del cero al infinito. Estamos hablando de una experiencia múltiple en la que hay de todo: quienes la han vivido como una liberación, a partir de la cual consideran que su vida ha mejorado y se han quitado de encima algunas molestias e incomodidades; quienes la han pasado como un trámite del que no han llegado a ser demasiado conscientes; y quienes han experimentado un rosario de dificultades y problemas que ellas asocian a la menopausia, por lo que la evalúan como una fuente importante de insatisfacción. El grueso de las respuestas (56,30 %) vemos que hace de ella una evaluación neutra, ni positiva, ni negativa, en la que se reconocen mejoras y algunas pérdidas, pero lo que las caracteriza es el hecho de que hacen una estimación no dramatizada ni exultante. Algo que se da en algún momento de la vida, sin marcar un antes y un después. No parece haber, pues, una verdad única acerca de la renovación, lo cual tiene su encanto. Así podemos mirarla con mayor respeto.

Hay quienes se han deslizado por ella sin darse cuenta. Un buen día dejaron de menstruar y hasta hoy. Estas mujeres no achacan a esta circunstancia ninguno de los signos del hacerse mayor que lógicamente se han ido produciendo despacio en su cuerpo y en su vida. No tienen interiorizada la idea de que la menopausia suponga «el principio del fin», sino que viven inmersas en la convicción de la fluidez del cuerpo en el tiempo, de la naturalidad de los procesos vitales y corporales, por lo que se desprenden de la regla con la misma normalidad con que en otros tiempos la recibieron.

La menopausia se «instaló» un día, sin previo aviso. No hubo problemas, trastornos. En la fecha en que debía tener la menstruación, no se produjo. Entonces me pregunté: ¿esto será la menopausia?

Junto a ellas, en el polo opuesto, están quienes han vivido la menopausia como una experiencia dura, un tiempo complejo y difícil, plagado de inconvenientes y molestias que, como un torbellino, absorbe el bienestar, generando múltiples dificultades. Un tiempo incómodo. Mujeres que quizás partían de una buena predisposición hacia ella, pero se encontraron con un conjunto de signos que han hecho de este periodo un tiempo de malestar evidente; otras tenían desde antes un buen cúmulo de prejuicios y temores que, a modo de profecías de autocumplimiento, se han hecho realidad y han generado en ellas sufrimiento.

Me parece interesante saber que estos dos polos existen, para respetar la diferencia en las vivencias, para saber que no hay una única narración sobre la menopausia. Que, como en casi todo lo que tiene que ver con las experiencias vitales, no hay un blanco y un negro, sino que la realidad está diseñada por una amplia gama de grises, que en este caso tienen que ver con el cuerpo y la mente, con la vida cotidiana y la salud. Lo cierto es que las mujeres afrontan este periodo de la vida con un buen arsenal de estrategias internas y externas que les permiten mirar la menopausia como un tiempo de cambio, un camino hacia el dominio del cuerpo y el espíritu.

Estoy viviendo la menopausia como el inicio de una etapa muy interesante. Algo parecido a lo que se alcanza en la «mayoría de edad», un reconocimiento de la propia autoridad y una experiencia que te permite «verlas venir» que me pone de buen humor.

Nosotras y la edad

«Tengo la edad que tengo. Respetadla».

GERMAINE GREER[2]

Es cierto que cultural y socialmente el cese de la menstruación es un hito que enfrenta a las mujeres con el cambio y con el envejecer, pero también es cierto que, en gran medida, es la evaluación que personalmente se tiene sobre la vejez la que permea esta vivencia. Quienes ven la vida como un curso natural que nos lleva de la niñez a la vejez, no suelen concentrar en ella la lectura de los hechos negativos con que pueden encontrarse en este periodo.

Es un momento de gran crecimiento interior, descubriendo el poder de la sabiduría de disfrutar de la vida. Me parece que la menopausia marca un hito entre el «tener» y el «ser».

Quienes temen la vejez y los diversos elementos de exclusión social y emocional que en nuestra cultura y sociedad se asocian a ella, tienden a hacer de la menopausia un chivo expiatorio, depositario de la ira que el hacerse mayor les genera. A ella achacan todo aquello con lo que se tienen que enfrentar en el periodo *in-between*, sin echar una mirada a los diferentes entornos en que se encuentran y que les pueden permitir contextualizarla, comprenderla como un hecho complejo y, consecuentemente, relativizarla, mirarla con cariño, compasiva y amablemente hacia sí mismas. La menopausia se convierte, en este caso, en una explicación de causa única.

Existe una presión social que trata de *biologizar* las fases de cambio del ciclo vital de las mujeres (menarquia, embarazo, parto, menopausia) y también los diversos procesos sociales que nos acompañan a lo largo del ciclo vital. En el caso de la menopausia, la mirada exclusivamente física sobre ella evita el cuestionamiento de la sociedad y de los roles asignados y permite la falsa ilusión de una solución al alcance de la mano (y del bolsillo) que finalmente

---

[2] *Ibid.*, p. 49.

beneficia a la industria menopáusica (estética, médica, farmacéutica) y aleja a las mujeres de su cuerpo y de su vida.

Las diversas voces nos indican que nos encontramos ante un hecho ecológico —contextual— y como tal es reconocido por un buen número de mujeres que identifican que sus emociones en este periodo están mediadas por factores que concurren en ese preciso momento histórico-personal. Ello lleva a afirmar que los síntomas que detectan en sus cuerpos y en sus vidas, y que pueden tender a achacar a la menopausia, quizás no tienen su origen exclusivo en ella, sino en otros elementos concomitantes como el estrés, la cambiante coyuntura familiar o la situación afectiva. También identifican la posible incidencia de otras circunstancias, como algunas enfermedades o determinados problemas laborales, sin olvidar el torbellino que plantea la reorientación en los intereses intelectuales, emocionales, sexuales, que pueden tener lugar en la mediana edad. Factores, todos ellos, que llevan a las mujeres a evaluar la renovación como un momento histórico-personal en el que coinciden diversos sucesos con significado; por lo tanto, pasa de ser considerada como un elemento explicativo causal central —la madre de todas las tormentas—, a ser vista como un aspecto más de una coyuntura compleja en la que interactúan unos elementos con otros, influyéndose mutuamente. Esta posición proporciona una consideración menos airada sobre la menopausia y la vejez. Es más respetuosa con la diversidad y permite encontrar soluciones y explicaciones más creativas. Amén de que retroalimenta una vivencia más feliz de este estadio.

Esto es así cuando nos referimos a la experiencia global, pero también es cierto que hay diversas lecturas dependiendo del tiempo que se lleva conviviendo con la edad de la renovación. La mirada de las jóvenes indica claramente que se trata de un hecho cercano y muestra el desconcierto que se siente ante una vivencia próxima que se transita con intensidad y curiosidad. Las que ya llevan algunos años sin regla, aunque no demasiados, la recuerdan con claridad, si bien disfrutan ya de la libertad que proporciona la caída del velo de las hormonas.[3] Las que llevan más tiempo, y son

---

[3] Northrup, Christiane, *La sabiduría de la menopausia*, Barcelona: Urano, 2001/2002.

unas expertas en la vida postmenopáusica, la sienten como una experiencia lejana, por lo que a veces les resulta difícil recordarla con detalle y referir los pormenores de ese momento vital que se sitúa más allá de sus intereses actuales.

De la lectura global de las diversas aportaciones puedo adelantar tres percepciones centrales, en las que queda clara la diferencia entre la simplicidad del discurso oficial acerca de la menopausia —que ofrece una visión homogénea y unificada— y la riqueza de las complejas vivencias detalladas por las mujeres que desmantelan el discurso único:

1. No hay una única menopausia: esta es una experiencia que se vive de manera muy diferente de unas mujeres a otras. Mientras hay quienes no se enteran de nada, otras afirman haber sufrido un buen número de molestias. La menopausia es, pues, un relato múltiple. Por lo tanto, al afirmar que «no hay una única menopausia» hago hincapié en la complejidad de esta transición y en la gran diversidad de vivencias.

2. La menopausia no parece ser un trauma para una mayoría de mujeres quienes suelen desdramatizar las posibles molestias experimentadas en este periodo. La menopausia sí es, para muchas mujeres, un momento de reflexión y reevaluación, como lo fue la menarquia en su momento cuando, sin saber por qué, nos incorporamos al mundo de las personas adultas. Sin saber siquiera, entonces, que eso requería una transición en la que estaban implicados nuestro cuerpo y nuestra espontaneidad.

3. Las molestias que aparecen en el periodo de la menopausia tienen un fin. Al cabo de unos años las mujeres han olvidado o relativizado las incomodidades pasadas. No son molestias duraderas. Los temores anunciados tenían una vida efímera y la mayoría no se cumplieron.

Salud y menopausia

«*Nuestra salud y nuestra felicidad dependen más de nuestra percepción de las circunstancias de la vida que de las circunstancias en sí*».

CHRISTIANE NORTHRUP[1]

Dentro de cada una de nosotras hay un temor a la asociación entre salud y menopausia, como si en este momento del ciclo vital las enfermedades y alifafes tuvieran que desplegar su acción nefasta y envolvernos en una nube de malestar y decrepitud; asociación que, en gran medida, tiene su origen en lo que mi amiga Natividad Povedano denomina «el terrorismo de la menopausia», que conduce a que muchas mujeres vivan con angustia la llegada de este momento natural de la vida.

La salud percibida —cómo nos sentimos en términos de bienestar físico— no suele verse afectada por la menopausia. El 71 % de las mujeres del estudio de Anne Koster[2] consideraron que su salud no había cambiado con la menopausia, mostrando así que somos capaces de distinguir la experiencia de los sofocos y algunas pequeñas molestias —algo coyuntural que no afecta nuestra salud—, de la enfermedad —algo más estructural y dañino—. Aunque hay evidencias que muestran que las mujeres que han tenido una menopausia temprana, anterior a los 45 años, sí parecen acusar un mayor impacto sobre su salud percibida. Sobre todo porque en nuestra cultura el concepto de envejecer se entremezcla con el de menopausia, de manera que esta experiencia

---

[1] Northrup, Christiane, *La sabiduría de la menopausia*, Barcelona: Urano, 2001/2002.
[2] Koster, Anne, L. F. Eplov y K. Garde, «Anticipations and experiences of menopause in a Danish female general population cohort born in 1936», *Archives of Women's Mental Health*, 5, 2002, pp. 9-13.

precoz puede interpretarse como un camino inevitable hacia el envejecimiento prematuro y producirse, en consecuencia, un empeoramiento de la salud física y, sobre todo, una evaluación subjetiva insatisfactoria de la salud, algo que resulta más emocional que real.

Tanto el feminismo como el constructivismo social han señalado la importancia de comprender el sistema de creencias personales que modelan nuestra vivencia personal de los hechos y cómo esta está íntimamente relacionada con el contexto social en que vivimos. La experiencia de la menopausia depende en gran medida de la cultura que a su vez interactúa con la biología. Ambas se influencian mutuamente a través de factores como los genes, la dieta, el entorno, las creencias y los modelos culturales de fertilidad.[3] Así, por ejemplo, el grado de malestar que sentimos ante un signo concreto puede variar en función de las atribuciones que le vinculamos; por ejemplo, está demostrado que el estrés que experimentamos ante determinada situación es resultado no solo de este acontecimiento vital, sino de la percepción que tenemos de él.[4] De la misma manera, la vivencia de las mujeres sobre la menopausia se relaciona significativamente con sus expectativas acerca de ella y con que un determinado signo se perciba como señal evidente del proceso de envejecimiento, deterioro y decadencia. También Betty Friedan destaca que las ideas preconcebidas o el temor a lo que se espera en la menopausia son los factores que más afectan la experiencia de las mujeres y pesan más en ellas que los sofocos o cualquier otro signo posible.[5]

Cuando se trata de comprender de manera global la coyuntura de salud de las mujeres podemos encontrar dos posiciones, especialmente en la clase médica: la de quienes estiman que todas nuestras quejas se deben a alteraciones psicológicas —«todo está en vuestras cabezas» y no tenéis nada de que quejaros—, y la de quienes piensan que «todas estáis enfermas» y, por lo tanto, necesitadas

---

[3] Lock, Margaret, «Models and practice in menopause: Menopause as syndrome or life transition», *Culture, Medicine and Psychiatry*, 6, 1982, pp. 261-280.

[4] Taylor-Swanson, Lisa, *et al.*, «The dynamics of stress and fatigue across menopause: Attractors, coupling and resilience», *Menopause*, 25(4), 2018, pp. 380-390.

[5] Friedan, Betty, *La fuente de la edad*, Barcelona: Planeta, 1993/1994.

de tratamiento e intervención médica. O, lo que es lo mismo, la presunción de que las mujeres en la mediana edad, o estamos de los nervios, o estamos de las hormonas. Una postura que ignora la esforzada y no reconocida vida de las mujeres, que menosprecia las dificultades que sufren y a ellas mismas por quejarse, y otra postura que nos convierte en seres patológicos por naturaleza. Ambas posiciones son perversas y resultan nefastas para la comprensión de la salud y la vida de las mujeres.

Ninguna de estas dos posiciones, en mi opinión, refleja la compleja realidad de la menopausia como transición vital. No es cierto que la menopausia constituya una enfermedad femenina universal de la que la ciencia nos deba librar con químicas diversas. Sin embargo, la escucha atenta del relato que algunas mujeres hacen de su experiencia personal nos indica que tampoco es cierto que no pase nada: algunas sí han sufrido un surtido de dificultades, más o menos molestas, más o menos intensas, que no se producen porque sí o simplemente porque algo les falla a ellas en su mente. Si bien para una gran parte de las mujeres la menopausia no supone nada especial, otras sufren diversos problemas que con frecuencia están relacionados con coyunturas vitales estresantes —otras enfermedades, transiciones afectivas y familiares, asuntos profesionales— que suceden al mismo tiempo y que, en cualquier caso, generan sufrimiento, y eso nos merece respeto.

A veces se me va la onda, se me olvidan las cosas..., pero no sé si eso es la menopausia o el desgaste natural del cuerpo tras tanta vida.

Probablemente solo cuando separemos la menopausia de las limitaciones biológicas deterministas podemos hacer posible otra interpretación de ella, y esa es la posición en que nos encontramos empeñadas las mujeres.

Es la época en que he disfrutado, globalmente, de mejor salud.

Quizás si prestásemos atención a otros predictores, podríamos obtener una explicación más cabal sobre la vivencia en términos de salud de esta transición. Podríamos tratar de conocer, por ejemplo, qué papel desempeñan elementos tales como las condiciones de vida estresantes, la tensión generada por el cumplimiento del rol femenino y el estado de salud general experimentada en los años anteriores a la menopausia, entre otros, lo cual nos podría proporcionar una visión más compleja y acertada de lo que realmente ocurre en esta renovación.[6]

---

[6] Pimenta, Filipa, Isabel Leal, João Maroco y Catarina Ramos, «Menopause symptoms' predictors: The influence of lifestyle, health- and menopause-related, and sociodemographic characteristics», *Journal of Women & Aging*, 24 (2), 2012, pp. 140-151.

A vueltas con los mal llamados síntomas y disfunciones

«*Los síntomas se toleran mejor cuando se dispone de una explicación para ellos*».

GERMAINE GREER[1]

Las pensadoras feministas consideramos que deberíamos hablar de signos y no de síntomas[2] cuando queremos referirnos a aquellas manifestaciones que experimentamos y que asociamos a la menopausia, porque cuando hablamos de síntomas estamos considerando que la menopausia es una enfermedad y no un periodo normal y esperable en la vida de las mujeres, en el que los cambios hormonales pueden originar algunos desajustes temporales. Sin embargo, en todos los ámbitos de nuestra cultura se asigna un rosario interminable de signos o dificultades a la menopausia. A través de la sugestión social de que, sí o sí, nos va a traer problemas, tendemos a achacarle cualquier molestia, pequeña o grande, que se nos presente, tenga o no relación con ella. Pueden ser asuntos que tienen que ver con la salud física, con el bienestar psicológico, con la belleza. Estos mal llamados *síntomas* llenan páginas y páginas de la literatura médica y de los medios de comunicación y se configuran como la base de los temores de las mujeres de todas las edades.[3]

---

[1] Greer, Germaine, *El cambio. Mujeres, vejez y menopausia*, Barcelona: Anagrama, 1991/1993, p. 85.
[2] Según el *Diccionario de la lengua española* de la RAE, síntoma es una «manifestación reveladora de una enfermedad».
[3] The Boston Women's Health Book Collective, *Our bodies, ourselves: Menopause*, Nueva York: Simon & Schuster, 2006.

El lenguaje no es inocente. Creo interesante referirme al uso perverso que frecuentemente se hace de determinados términos que nos llevan a conceptualizar procesos del ciclo vital como si fueran problemas —por ejemplo, cuando utilizamos la palabra *disfunción* para referirnos a las dificultades más o menos consistentes con que nos podemos encontrar en la menopausia o en la vida sexual—. ¿No sería más lógico utilizar vocablos que describan la realidad, como *cambios, diferencias, dificultades*, en lugar de *alteraciones* o *disfunciones*? Estos términos nos inquietan, nos ponen en alerta, nos alarman y abocan a la búsqueda de una píldora mágica que nos devuelva al punto cero; en lugar de aprovechar este momento para pararnos, escuchar nuestro cuerpo y leer nuestra vida. Porque lo cierto es que si conseguimos controlar el pánico podremos vislumbrar unos interesantes años por venir.

Un asunto no menor en la clarificación de la literatura menopáusica es el hecho de que la mayoría de las publicaciones científicas e incluso las divulgativas acerca de la menopausia se basan en poblaciones que han acudido al sistema de salud en busca de alguna solución para las molestias con que se encuentran. De ahí se extraen unos porcentajes de dificultades que parecen bastante elevados, porque se presupone que están hablando de la población general, de todas las mujeres. Sin embargo, esta realidad está sesgada porque, según la SEGO (Sociedad Española de Ginecología y Obstetricia), apenas un 50 % de la población en el periodo menopáusico acude a una consulta médica y solo un tercio de ellas lo hace para buscar solución a síntomas clínicos.

No hay una menopausia que se parezca a otra, cierto, pero también tenemos claro que solo un pequeño porcentaje de mujeres tiene dificultades realmente importantes en la transición menopáusica, mientras que la mayoría la atraviesa con algunos pocos inconvenientes que desaparecen pronto. Esto es algo con lo que no suelen estar de acuerdo las ginecólogas y ginecólogos, y lo entiendo porque ellas y ellos atienden justamente a la parte de la población de mujeres que acuden a la consulta porque tienen molestias, o tienen miedo —enmascarado en forma de dolencia—, o quieren información para poder atravesar este tiempo de la mejor manera posible. De acuerdo. Pero en ningún momento podemos olvidar que hay un número prácticamente igual de mujeres de todos los niveles culturales y socioeconómicos que viven este tiempo con normalidad, como cualquier otro de su vida, sin recurrir a ninguna consulta médica. La regla se fue y santas pascuas. Este 50 % de mujeres no están en las estadísticas de la clase médica y, simplemente, no son contabilizadas, las únicas que cuentan son aquellas que sí han recurrido a la consulta, o quienes acuden ahí atraídas por los cantos de sirena de las enormes ventajas de los diversos tratamientos médicos que, según parece, las alejarán de la vejez y la decrepitud. Aydiós.

Los signos que presentan las mujeres en la transición menopáusica no son universales y, además, no disponemos de estudios longitudinales que demuestren una relación directa entre ellos y la menopausia. Por lo tanto, me parece que deberíamos levantar el pie del acelerador del temor universal y mirar a las mujeres como seres individuales, con experiencias, vidas y cuerpos que no responden a una receta mágica y universal.

La verdad es que diferenciar muchos de los signos que las mujeres llevan a la consulta médica o a la conversación con sus personas cercanas de los cambios estrictamente relacionados con la edad, o de los que tienen su origen en los contextos socioculturales y domésticos en que cada mujer se encuentra, no es tarea fácil.

He tenido depresión e insomnio y los sofocos son muy desagradables, también crecen pelos en el bigote y en la cara que no tenías antes… y se engorda bastante.

Resulta bastante descorazonador leer la literatura acerca de la llamada «sintomatología asociada a la menopausia», en la que podemos encontrar hasta la saciedad la idea de que en esta transición sí o sí vamos a sufrir una serie de dificultades, que llaman trastornos. De entre la escalofriante lista de ellas se destacan con insistencia cuatro indicadores que suelen ser los más comunes: los sofocos, los trastornos del sueño, la depresión y la sequedad vaginal, conocidos por los expertos en menopausia como «los cuatro principales». Sin embargo, el abanico completo de signos relacionados con la transición menopáusica «aún no se conoce con mucha certeza», en palabras de Nanette Santoro, directora de Obstetricia y Ginecología de la Facultad de Medicina de la Universidad de Colorado. Atentas. Aunque si nos ponemos a leer sobre el tema descubriremos asombradas que este periodo se asocia con hasta treinta y cuatro enfermedades diferentes, ¡enfermedades!, que van desde la caída del cabello hasta el síndrome de la boca ardiente —que consiste en una sensación de hormigueo o adormecimiento en los labios, las encías y la lengua—. ¿No os quedáis de piedra? Así me quedé hace unos días cuando escuché a una ginecóloga que afirmaba que la cifra de signos que se pueden asociar a la menopausia asciende a más de ochenta, «la mayoría de los cuales no tenemos ni idea de que se relacionen con la menopausia», dijo tan tranquila.

Si nos paramos a mirar con detalle estos «cuatro principales» podemos ver que tienen matices importantes. Sabemos que la mayor o menor intensidad de una gran parte de estos signos tiene que ver con numerosas situaciones coyunturales como son el estilo de vida; el estrés; el cansancio; las relaciones de pareja de larga duración en las que el estímulo sexual está amortiguado por la rutina del programa repetido a lo largo de los años; las preocupaciones del momento vital; las inquietantes vidas de las criaturas; el hecho no menor de tener o no tener pareja —para bien o para mal—; la situación laboral; los posibles cuidados a madres y padres mayores. En resumidas cuentas, nos encontramos ante un momento de desubicación y enorme agotamiento en la vida que puede interferir en nuestro sueño, nuestra sexualidad y la calidad de nuestros vínculos.

Más allá del papel que desempeñan estos «cuatro culpables» en la vivencia de la menopausia, creo importante destacar la importancia central que tiene para las mujeres la calidad de las relaciones, para afrontar con energía o por el contrario con desánimo las vicisitudes de la mitad de la vida. ¿Qué me decís del enorme vacío de significado personal con que podemos encontrarnos en nuestra sociedad juvenilista que en cuanto doblamos la esquina de la cincuentena deja de vernos y mira a través de nosotras como si fuésemos transparentes? ¿Y qué de esa vida cotidiana con parejas de larga duración, frecuentemente aburridas, desinteresadas por el sexo, que en la cama siguen un monótono programa del que conocemos al dedillo todos sus capítulos? ¿O cómo debe ser vivir este periodo de cambios al lado de parejas dominantes, violentas, que no muestran cariño e interés por su pareja? Ciertamente estas y otras muchas circunstancias se unen para hacer de la transición menopáusica un momento que para muchas mujeres puede ser complicado y complejo.

Estoy deseando que alguien publique un libro en el que se ofrezca la narración de la transición menopáusica del gran número de mujeres que han pasado por ella prácticamente sin enterarse y que a partir de ahí mejoraron en gran medida su vida, su vitalidad, su seguridad, su autoestima. ¿Por qué todos los libros que tratan de la menopausia se centran en las dificultades que evidentemente existen, pero que no sufren todas las mujeres, ni muchísimo menos, y no se nombran las ventajas que a partir de ese momento se incorporan a nuestra vida? ¿Acaso no tendrá que ver con el enorme negocio que supone tener a millones de mujeres atemorizadas a causa de su cuerpo, su belleza, su sexualidad, su poderío, su salud, que acudirán en busca de remedios de todo tipo que se supone les van a ayudar a atravesar semejante desierto sin que los demás se den cuenta, para así poder mantenerse más años *como si* fueran una joven sangrante?

Completando los cuatro principales, otros signos identificados con frecuencia son: hemorragias irregulares, irritabilidad y cambios de humor, cansancio, dolor de cabeza, pérdida de concentración, pérdida de deseo sexual, insomnio y aumento de peso. Tal cúmulo de posibilidades hace realmente difícil plantearse un posible tratamiento diferenciado en este periodo de la vida en el que confluyen tantas circunstancias diferentes. Ante este río revuelto, el invento de las hormonas ha venido a ser la panacea universal que, como una bella capa, todo lo tapa, y resulta una auténtica ganancia de pescadores.[4]

Ni mucho menos todas las mujeres se enfrentan a dificultades físicas en la menopausia, y las que las tienen varían entre sí en intensidad, frecuencia y manifestación. Ya va habiendo datos fidedignos que informan de que un buen número de mujeres transitan

---

[4] Fox-Young, Stephanie, Mary Sheehan, Vivienne O'Connor, Carole Cragg y Chris del Mar, «Women's knowledge about the physical and emotional changes associated with menopause», *Women & Health*, 29 (2), 1999, pp. 37-51.

la menopausia sin pena ni gloria, pero sobre todo sin pena. En el estudio llevado a cabo por Mary Lou Logothetis el 75 % de las mujeres indicaban que no habían tenido casi ninguna molestia, y solo el 7 % de ellas indicaron que sufrieron incomodidades importantes.[5] Ya en 1982 Margaret Lock afirmaba que solo el cese de la menstruación y el descenso en la producción de estrógenos es un hecho universal, mientras que otros signos, incluidos los sofocos, pueden darse en muchas culturas, pero que no son inevitables. En su opinión, la experiencia está sujeta a un considerable condicionamiento social y cultural.[6]

Sin embargo, no está demostrado que muchas de las dificultades con que nos encontramos en el periodo menopáusico sean específicas de los cambios hormonales de esta etapa. De acuerdo, tenemos unos cambios hormonales evidentes, pero estos se producen en un cuerpo con unas características genéticas, con una historia personal y emocional determinada, en un momento del ciclo vital muchas veces tensionado.

La menopausia conlleva algunas dificultades de intensidad y valor variables. Una mirada global a los diferentes discursos nos indica que nos encontramos ante una experiencia en la que el componente temporal tiene un valor fundamental; ante un proceso en el que los mayores inconvenientes se viven en los primeros años y las ventajas se refieren al resultado final, al bienestar conquistado. Las mujeres que llevan menos años en la menopausia enumeran una buena cantidad de dificultades relacionadas con ella (2,45 síntomas negativos de media por persona), que se van difuminando a medida que transcurre el tiempo y van disminuyendo en el recuerdo. Hecho que probablemente se pueda explicar porque para las mujeres jóvenes los signos son algo más: son temores, son la confirmación de los fantasmas, son lo desconocido, y las incomodidades que aparecen están bien para los discursos teóricos sobre la menopausia, pero ¿por qué me tiene que pasar a mí?

---

[5] Logothetis, Mary Lou, «Disease or development: Women's perceptions of menopause and the need for hormone replacement therapy», en Joan C. Callahan (ed.), *Menopause: A midlife passage*, Bloomington: Indiana University Press, 1993, pp. 123-135.

[6] Lock, Margaret, «Models and practice in menopause: Menopause as syndrome or life transition», *Culture, Medicine and Psychiatry*, 6, 1982, pp. 261-280.

No somos ajenas a la menopausia... La de las demás... bien..., ¿pero por qué yo?

En cambio, las mayores se han quedado con los recuerdos de lo que vivieron y ya no tienen el desconcierto o la ira del miedo al envejecer. La menopausia queda en el pasado.

NÚMERO DE INCONVENIENTES POR PERSONA	Jóvenes	Medianas	Mayores
	2,45	1,92	1,38

Para un pequeño porcentaje de mujeres (2,22 %) todo lo que rodeó la menopausia fue malo, mientras que para otras (11,85 %), nada lo fue; queda claro que no hay una única versión.

No he experimentado ninguna mejora. Al contrario, mi físico ha cambiado para peor. Emocionalmente también, peor.

De todas maneras, el dibujo que obtenemos a través de nuestra propia voz resulta bastante más tranquilo y desdramatizado que el que diseña la literatura clásica, que nos quiere convencer de que estamos en un momento trágico en la vida: el inicio de la debacle. No parecemos estar demasiado convencidas de ello.

En teoría nuestro cuerpo viene preparado de origen para adaptarse a los cambios hormonales, tanto en la menarquia como en la menopausia. Claro que para ello nuestra vida tiene que transcurrir sin estresores importantes, cosa que es cuasi imposible dadas las circunstancias diversas —agotadoras todas— que constituyen la vida de las mujeres en la mediana edad. Entre las más frecuentes destacaría el exceso de trabajo en malas condiciones, con falta de reconocimiento y motivación; unas relaciones de pareja poco satisfactorias, monótonas, sin reciprocidad, en las que puede darse un sustrato de maltrato normalizado; el agotamiento por la responsabilidad de los cuidados, por la carga afectiva familiar; la falta de tiempo para el ocio y la distracción, para pensar en sí misma; la alienación del propio cuerpo, sin deseos en el horizonte, atiborradas de pastillas, con una alimentación errática y descuidada, con adicciones diversas —al tabaco, al amor, al trabajo, a las pastillas para dormir, al alcohol—; una vida sedentaria, a pesar de semejante marasmo vital. Después de todo, no parece extraño que el estrés tome por asalto nuestro cuerpo.

A partir de ahí, todo nuestro organismo se altera; en nuestro interior se disparan las alertas y nos cuesta conciliar el sueño; sentimos ese desagradable pellizco en la boca del estómago que nos anuncia la ansiedad recurrente; tenemos taquicardia, cansancio, dificultades para concentrarnos en las tareas que llevamos entre manos. Es bastante lógico, pues, que nos sintamos agotadas y sin ganas de casi nada —y menos aún de mostrarnos complacientes con el sexo que se sitúa en *pause*—. Estamos irritables, nerviosas, sin ganas de nada, con dolor de cabeza y una enorme tristeza. Tenemos los nervios de punta. La falta de horas de descanso, el no poder desconectar de tantas responsabilidades y de la enorme carga mental nos lleva a mostrar nuestro agotamiento en forma de enfado y de ira, algo que no suele ser bien recibido por el entorno que nos prefiere amables y sumisas. Ocultamos el rencor bajo un silencio furioso.

¡Aquí hace un calor insoportable!

«Iba a preguntarte por qué crees que la generación anterior nunca habla de los sofocos. ¿Y cómo es que nunca me he encontrado ni un solo comentario sobre sofocos en ninguna novela?».

NUALA O'FAOLAIN[7]

De entre los signos que aparecen de manera bastante regular en la menopausia, el más destacable son los sofocos y los calores nocturnos, que constituyen el grueso de la queja general y se evalúan como la mayor incomodidad experimentada por un número elevado de mujeres en este relato y en la mayoría de los informes sobre menopausia. Bien es cierto que se da una enorme variabilidad en

---

[7] O'Faolain, Nuala, *Con cariño, Rosie*, Xixón (Asturias): Hoja de Lata, 2007/2022, p. 144.

intensidad, frecuencia y duración en función de ciertos aspectos socioculturales, alimenticios y tradiciones sociales diferentes. Los sofocos resultan molestos y suelen provocar algunas inconveniencias, fundamentalmente por la imposibilidad de controlarlos, que es una de sus características esenciales. Cuando se dan, miramos sorprendidas alrededor por si la calefacción se ha disparado de repente. Ahora ya no soportamos los jerséis de cuello alto, la lana, los edredones nórdicos, y disfrutamos el placer que nos ofrecen las ventanas abiertas y el aire fresco. Frente a los sofocos poco se puede hacer, más allá de utilizar el abanico —gran estrategia: barata, accesible, cómoda y de efecto instantáneo— o llevar un atuendo a base de prendas superpuestas de las que nos podamos despojar en función de la necesidad del momento. Aunque algunas frioleras evalúan sus leves sofocos como una sensación placentera.

> Los sofocos son un poco pesados y me recordaban la sensación de cuando iba a países tropicales, esa bofetada de humedad..., ¡vida y aventura!

Los sofocos se presentan a veces en momentos poco oportunos, al igual que los sudores nocturnos. Ambos tienen su origen en el descenso de estrógenos y afectan a un porcentaje de mujeres inferior al 60 % —no parece una cifra alarmante—. Los sofocos son reales, claro. Aunque el porcentaje de mujeres que los experimentan y su intensidad es muy variable entre unas y otras. Mientras que algunas tienen solo ligeros sofocos, otras sufren intensos y molestos bochornos durante largo tiempo, es cierto, aunque para la mayoría supone una molestia que desaparece al poco. Su frecuencia está, también, influenciada por una variedad de factores entre los que se incluyen la temperatura ambiente, el estrés, la cafeína, la situación emocional. En el estudio de Anne Koster, el 61 % de las mujeres afirmaron haber tenido sofocos durante un promedio de cinco años.[8]

---

[8] Koster, Anne, L. F. Eplov y K. Garde, «Anticipations and experiences of menopause in a Danish female general population cohort born in 1936», *Archives of Women's Mental Health*, 5, 2002, pp. 9-13.

Al respecto creo necesario destacar que numerosos estudios informan de que la ansiedad supone un factor de riesgo, dándose una asociación temporal entre ansiedad y sofocos que evidencia la relación somática entre ambos.[9] Aunque hay resultados contrapuestos acerca de las características de esta asociación. Esto es así, en parte, debido a la similitud entre los signos somáticos de ambos, por lo que no queda claro si es antes el huevo o la gallina: ¿los sofocos generan ansiedad o, por el contrario, la ansiedad provoca los sofocos? ¿La ansiedad es un precursor o una consecuencia de los sofocos? No lo sabemos, pero lo que parece evidente es que los sofocos se llevan mal con los estados de desasosiego emocional.

Los síntomas de ansiedad son parte de la vida cotidiana y, en el caso de las mujeres, la ansiedad es un problema bastante frecuente con una prevalencia que dobla a la de los hombres (22 % de mujeres; 11,8 % de hombres), y este riesgo se extiende a lo largo de todo el periodo reproductivo. Se manifiestan de diversas y múltiples formas: exceso de preocupación, nerviosismo, dificultad para relajarse, respiración entrecortada, palpitaciones, miedo a volverse loca... Todas merman claramente la calidad de vida. Tomad nota.

MALESTARES FÍSICOS	Jóvenes %	Medianas %	Mayores %	Total %
Sofocos	54,76	40,32	35,48	43,70

En cuanto a este estudio, los sofocos son el signo más destacado por las mujeres que han pasado la menopausia, aunque solo afecta al 43,7 % de nuestras informantes. Son las más jóvenes, las que aún están en ello y tienen una vivencia más reciente de esta experiencia, las que los señalan en mayor proporción (54,76 %); para las mujeres que llevan más años en ella, el recuerdo de los sofocos como molestia desciende al 35,48 %. Para muchas mujeres son una experiencia desagradable, incómoda, molesta, especialmente cuando en determinados momentos un sofoco inoportuno puede

---

[9] Freeman, Ellen W. y Mary D. Sammel, «Anxiety as a risk factor for menopausal hot flashes: evidence from the Penn Ovarian Aging cohort», *Menopause*, 23(9), 2016, p. 942.

suponer algo parecido a poner un anuncio público de que se está viviendo este periodo, algo que no suele gustar.

Cuando se trata de sofocos muy severos que afectan la vida cotidiana, podemos encontrar algunos tratamientos que los alivien. Sin embargo, la mayoría de las mujeres los solventan poniendo en práctica determinadas estrategias de autocuidado (ejercicio físico), alimentación (poco café), descanso y mucho abanico. Tratan de controlar el estrés, en definitiva. Aprovechan la oportunidad para escuchar el cuerpo y ponerlo un poco más en el centro.

El tema de los sofocos diurnos y nocturnos me parece un asunto importante a tener en cuenta, tanto en la consideración del malestar sufrido, como en las estrategias de vida y salud que se pueden diseñar. Deberemos pensar entre todas qué nos alivia, cómo podemos sortearlos, pasarlos y construir un espectro de posibilidades, entre las que podamos elegir y probar lo que a cada una le conviene y le resulta más eficaz. Algunas estrategias pueden ser de ayuda. Es útil vestirse a base de capas de las que podamos ir desprendiéndonos a medida que el calor se nos intensifica y por supuesto incorporar el abanico a la impedimenta habitual del bolso.

Dormir ya no es lo que era

Cuando llegamos a la mediana edad, el sueño —tal como ocurría en otros tiempos, cuando andábamos agotadas, escasísimas de ferritina y caíamos rendidas en la cama— ya no es el mismo. Ahora, en este momento vital que coincide con la menopausia, simple y llanamente dormimos menos. O al menos dormimos de otra manera, con otro ritmo, intensidad y secuencia. Por lo que no es de extrañar que el insomnio sea otra gran queja de las mujeres en la menopausia. Si nos despertamos a medianoche sudando, ahora que nuestra necesidad de tiempo para dormir ha disminuido, es muy probable que nos cueste retomar el sueño, lo cual genera una falta de descanso que puede interferir en las actividades de la vida diaria.

Los sofocos son un trastorno, sobre todo de noche, porque pierdo el sueño.

Así que sudores nocturnos e insomnio resultan un binomio frecuente, agravado por la ansiedad que nos genera este fenómeno que no hace más que empeorar el insomnio, dada la fuerte relación entre estado emocional y sofocos.

Padezco insomnio, cuestión que antes no tenía. No creo que se deba al estrés u otros factores, porque he pasado épocas mucho peores en mi vida y seguía durmiendo bien.

MALESTARES FÍSICOS	Jóvenes %	Medianas %	Mayores %	Total %
Insomnio, alteración de ritmo del sueño	33,33	14,52	6,45	18,52

Las dificultades para dormir a partir de la menopausia son mucho más frecuentes al principio; vemos que el 33,33 % de las que llevan menos tiempo en ella piensan que los sofocos alteran su sueño. Este porcentaje disminuye claramente a medida que aumenta el número de años que se lleva en ella (14,52 % y 6,45 %). Algunas mujeres distinguen perfectamente entre sofocos e insomnio, indicando que se trata de una molestia que desaparece a medida que el cuerpo se estabiliza hormonalmente.

Sin embargo, no todas las explicaciones acerca del nuevo estilo de sueño y descanso que practicamos a partir de ahora se relacionan directamente con la menopausia. La variación en el ritmo del sueño tiene mucho que ver con los cambios que se producen en el cuerpo con la edad, tanto en los hombres como en las mujeres, porque a medida que nos hacemos mayores el sueño se hace menos estable, y nos despertamos con mayor frecuencia a lo largo de la noche. Necesitamos menos horas de sueño. El hecho de que por regla general esta variación en el estilo del sueño coincide con la menopausia, nos invita a asociar una cosa con otra.

Me incomoda despertarme antes del amanecer, pero tiene la ventaja de que todavía queda tiempo para dormir hasta que suene el despertador.

Diversas características individuales, como los patrones de sueño, tienen mucho que ver con el insomnio, que se ve incrementado por las preocupaciones diversas y las tensiones vitales y emocionales en las que nos encontramos envueltas. Como he señalado, este insomnio del que nos quejamos en la transición menopáusica se relaciona directamente con el estrés y la ansiedad que nos acompaña. El cortisol nuestro de cada día, disparado. El estrés es un mal compañero en todos los momentos de la vida, pero en la edad de la renovación resulta un fatal acompañante. Estrés y dormir a pierna suelta son casi un oxímoron, se llevan mal. El estrés tiene un claro impacto sobre la salud; afecta al cuerpo y a la mente y en la menopausia se relaciona en gran medida con las dos quejas más frecuentes: los sofocos y el insomnio. Quizás nos resultaría útil identificar las fuentes de estrés que nos rondan: dormiríamos mejor y nos deslizaríamos por el ciclo vital con mayor ligereza.[10]

Es cierto, estamos en un momento difícil por todo lo que rodea nuestra vida: pareja o no pareja, hijas/os o no, profesión o jubilación, a lo que tenemos que añadir la ira que nos genera la lucidez con la que, gracias a la caída del velo de las hormonas, miramos y analizamos nuestra realidad. Nos entran unas ganas imponentes de cortar cabezas,[11] y a la vez nos sentimos terriblemente frágiles.

Pero no todo queda del lado de las turbulencias vitales. A veces no tenemos en cuenta otros elementos que contribuyen de manera importante a perturbar el sueño y que tampoco tienen que ver con los cambios hormonales de la menopausia. Por ejemplo, la tensión alta, el hipertiroidismo, la nicotina, el alcohol y la cafeína modifican nuestras pautas de descanso nocturno. Sin olvidar la ansiedad y los estados depresivos y también la apnea, que implica una dificultad respiratoria que fragmenta el sueño y produce somnolencia durante el día. La apnea del sueño ha sido muy poco estudiada en las mujeres, tal vez por razones curiosas como

---

[10] Baker, Fiona C., Massimiliano de Zambotti, Ian M. Colrain y Bei Bei, «Sleep problems during the menopausal transition: Prevalence, impact, and management challenge», *Nature and Science of Sleep*, 10, 2018, pp. 73-95.

[11] Algo incómodo porque salpica, por lo que mejor tratemos de utilizar el humor y la despreocupación.

que muchas mujeres mayores viven solas o porque, a pesar de vivir acompañadas, nadie se da cuenta de que la sufren. Determinadas prácticas de «higiene del sueño» pueden resultar de gran utilidad para manejar de manera más eficiente el tiempo de descanso. Para dormir mejor conviene establecer una rutina nocturna que implica tener horarios más o menos fijos para acostase y levantarse cada día, leer un buen libro un ratito antes de apagar la luz, haber hecho algo de ejercicio durante el día y no estar pegada a una pantalla durante mucho tiempo antes de acostarse. También el tabaco y las cenas abundantes pueden interferir en el sueño, así como la cafeína y el alcohol. Son elementos importantes el control de la temperatura, el tipo de ropa utilizado en la cama y para dormir; la práctica de técnicas de relajación y respiración; la meditación y el silencio. Todo ello puede hacer del tiempo de descanso un espacio de bienestar, tanto si dormimos como si estamos relajadamente despiertas. Quizás ha llegado el momento de negociar el espacio, la ventilación, la ropa de cama, la luz, una serie de elementos que, de repente, empiezan a tener una importancia exquisita en el bienestar. Y un detalle no pequeño lo constituye, todo hay que decirlo, la realidad de que los ronquidos de la pareja no ayudan a conciliar el sueño y entorpecen nuestro sueño actual, tan ligero. Una habitación propia fue necesaria siempre —aunque nunca nos atrevimos a sugerirla—, pero ahora se hace imprescindible. Ya va siendo hora de seguir los consejos de nuestra maestra Virginia Woolf y tomar la decisión de reivindicar «una habitación propia».

Sequedad vaginal y otros pequeños incordios

Una molestia relativamente frecuente es la sequedad vaginal, un asunto al que todos los trabajos se refieren de forma reiterativa y uno de los temas sobre los que la mitología patriarcal se despliega con todo su esplendor, atribuyendo a las mujeres y dejando como responsabilidad suya algo que se relaciona con el momento hormonal, qué duda cabe. Por otra parte también se vincula con la falta de pasión e ilusión que sentimos por el encuentro con una pareja previsible y monótona que hace ya tiempo que no nos genera mariposas en el estómago, así como con la mayor o menor habilidad, proximidad y capacidad de la pareja de ofrecer una relación sexual de calidad.

No creo que se pueda sentar cátedra del tema de la lubricación, aun admitiendo que se experimenta un descenso de flujo, con una buena estimulación casi siempre se compensa este hecho.

La sequedad vaginal resulta molesta y dificulta la fluidez en la relación que puede resultar dolorosa. Ahora bien, normalmente no supone un problema grave y podemos encontrar con facilidad algunos productos de venta libre, como el humectante y el lubricante vaginal a base de agua, que pueden aliviarla y hacer que la intimidad sea más fácil y relajante. Las cremas lubricantes se suelen evaluar como cómodas y efectivas, facilitadoras de las relaciones sexuales, aunque también hay quien siente y teme que su utilización moleste al compañero. Nosotras siempre tan atentas.

Me parece interesante señalar que estamos hablando de un tema físico (sequedad o dolor), pero también y de manera destacada se trata de un asunto afectivo-sexual (deseo) que no lo soluciona un lubricante. Me resulta especialmente iluminadora la consideración de Paloma Andrés[12] acerca de la función última de los lubricantes vaginales, como una trampa que impide la asunción de una realidad que será la nuestra a partir de ahora.

La industria farmacéutica no ha desaprovechado la oportunidad de inundar el mercado con productos (como lubricantes vaginales) que facilitan la realización del coito evitando las molestias. No obstante, estos fármacos no garantizan un aumento del placer, sino una disminución del dolor, y sin embargo impiden o retardan la necesaria adaptación a los cambios biológicos en la segunda mitad de la vida.

---

[12] Andrés, Paloma, *Menopausia. Una mirada feminista desde el buen trato*, Madrid: Los Libros de la Catarata, 2022, p. 120.

Está claro que estos productos facilitan la mecánica al evitar el dolor, algo sin duda necesario, pero no hacen milagros con la pasión, la ilusión, la comunicación, la intimidad, el buen rollo, tan imprescindibles para que la relación fluya. Y, además, esta solución «fácil» puede impedir que mantengamos una necesaria conversación con la pareja acerca de la monotonía que se ha instalado en el programa sexual y la conveniencia de una innovación, que hablemos de la ilusión evaporada, de la comunicación cortocircuitada, de las bondades del cuidado y el mimo. Una oportunidad perdida. Y en este caso, como siempre, hacemos todo lo que está en nuestras manos para que ellos sigan disfrutando. Pensamos en el placer de los varones y no en el nuestro.

OTROS MALESTARES FÍSICOS	Jóvenes %	Medianas %	Mayores %	Total %
Sequedad vaginal, picores	14,29	12,90	16,13	14,07
Dolores óseos, osteoporosis, articulaciones	19,05	8,06	12,90	12,59
Cardiovasculares, tensión arterial	2,38	11,29	0,00	5,93

Otros pequeños malestares muestran una incidencia tan pequeña que francamente son difíciles de evaluar. Me he referido prioritariamente al tan traído y llevado tema de la sequedad vaginal por su relevancia en los diversos estudios e incluso en la conversación cotidiana, pero no parece que vaya a parar la actividad en las camas.

Otro grupo de quejas hace referencia a determinados temas que son los que de manera repetitiva se relatan en la literatura sobre la menopausia: un repertorio de temas óseos (12,59 %) y asuntos de carácter cardiovascular. Algunas mujeres afirman que lo peor de la menopausia han sido las alteraciones que ha sufrido con el colesterol y la tensión alta, asuntos que poco tienen que ver con las hormonas.

A la lucidez la llaman locura

«*Yo creo que esta propensión femenina a la depresión está relacionada en parte con el papel subordinado que durante milenios nos hemos visto obligadas a desempeñar la mayor parte de las mujeres en la mayoría de las culturas*».

CHRISTIANE NORTHRUP[13]

A pesar de que la literatura popular y nuestro imaginario están plagados de ideas acerca de los nefastos efectos de la menopausia sobre nuestra psique, los estudios no muestran esta relación. Numerosos trabajos informan de que no hay una evidencia sustancial de una asociación directa entre menopausia y trastornos psiquiátricos; tampoco entre menopausia y bienestar psicológico. La investigación empírica sugiere que la depresión no varía de manera predecible con la menopausia[14] y no está necesariamente asociada a ella. Solamente en el caso de las histerectomías se encuentra una mayor incidencia de depresión. Esta evidencia contradice el mito y la expectativa que asocia depresión y menopausia. La tan traída y llevada depresión durante la mediana edad se relaciona más con algunas variables psicosociales y personales, como el malestar físico y la historia anterior de depresión, que con la coyuntura menopáusica, excepto, quizás, en un pequeño grupo de mujeres. Betty Friedan[15] recuerda que el estudio de Massachusetts —realizado con ocho mil mujeres, hace ya casi cinco décadas— indicaba que la depresión en la mediana edad va principalmente unida a «sucesos y circunstancias» que se producen en este periodo —por ejemplo, los factores sociales y familiares estresantes—, y que no tienen relación con los cambios hormonales.

Solo tenemos que pararnos a mirar y escuchar la voz de las mujeres en la mediana edad para captar el enorme silencio de la vida reproductiva, la falta de tiempo libre, de tiempo de ocio y de

---

[13] Northrup, Christiane, *La sabiduría de la menopausia*, Barcelona: Urano, 2001/2002.

[14] Gannon, Linda, *Women and aging: Transcending the myths*, Londres: Routledge, 1999.

[15] Friedan, Betty, *La fuente de la edad*, Barcelona: Planeta, 1993/1994.

descanso que tiene su origen en haber vivido como «seres para los otros», sintiéndonos responsables de la felicidad de los demás, para darnos cuenta del origen de la tristeza de algunas mujeres cuando en la mitad de la vida nos paramos a hacer balance. Estas condiciones depresógenas nos permiten tener una idea más cabal de lo que realmente ocurre en el centro de la vida de muchas mujeres. Las diferentes formas de indefensión aprendida no son más que una consecuencia de una existencia anónima y sin acceso a unas condiciones mínimas de control sobre la propia vida.

El estereotipo de la mujer menopáusica como depresiva, irritable y ansiosa es justamente eso, un estereotipo. Estas ideas prejuiciosas se traspasan a los medios de comunicación y a la población en general y terminan formando parte del acervo cultural. A pesar de que la investigación demuestra lo contrario, los profesionales de la salud continúan retratando la menopausia como un tiempo de alta vulnerabilidad a los síntomas psicológicos e insisten en igualar menopausia y depresión, a pesar de la evidencia de lo contrario. De este modo perpetúan un estereotipo que ni es verdad ni es beneficioso para las mujeres mayores, y en cambio legitiman un estado depresivo encubierto que tiene sus raíces en una historia antigua de sacrificio y entrega del tiempo personal sin recibir reciprocidad ni agradecimiento que ha permanecido oculta años y años. Probablemente esta vinculación entre depresión y menopausia tenga más que ver con las diferencias culturales en el significado que se otorga a este periodo de la vida de las mujeres, con el aprendizaje social negativo acerca del envejecer y la interiorización de estas creencias.

INCONVENIENTES PSICOLÓGICO-EMOCIONALES	Jóvenes %	Medianas %	Mayores %	Total %
Ansiedad, irritabilidad	16,67	25,81	9,68	19,26
Depresión, decaimiento	26,19	6,45	0,00	11,11
Total	42,86	32,26	9,68	30,37

Un bloque importante de otros signos que tradicionalmente se asocian a la menopausia tiene que ver con dificultades de carácter psicológico y emocional. La literatura clásica está plagada de consideraciones al respecto. Las reflexiones que indican un aumento en lo que globalmente podríamos considerar «ansiedad e inquietud» incluyen el empeoramiento del carácter, la mayor irritabilidad, la ira, una cierta tendencia al mal humor, una escasa paciencia para los conflictos cotidianos que en otros tiempos se sobrellevaban con mayor ligereza y que ahora se hacen pesados y enrocados, así como una mayor inestabilidad emocional que se evidencia en cambios de humor, ansiedad e inquietud general, falta de concentración, dificultades para la memoria y la atención. Sin embargo, en total, este tipo de molestias apenas afectan al 20 % del total de las participantes.

Los cambios bruscos de humor, la irritabilidad, la lágrima fácil.

Por otro lado, los problemas que señalan un aumento en la depresión, el decaimiento físico y psicológico, la falta de energía y el cansancio que merman la vitalidad, atañen al 11,11 % de esta población y afectan en mayor medida a las más jóvenes (26,19 %), mientras que no es reseñado por las mayores.

Así pues, solo el 30 % de las participantes informan de alguna inconveniencia de tipo psicológico o emocional, aunque se observan importantes diferencias en relación con la edad, con una mayor incidencia en las más jóvenes (42,86 %) que en las mayores (9,68 %). Curioso. En esta experiencia vital parece que el tiempo ofrece una moratoria importante a los problemas emocionales y psicológicos, de tal manera que las mayores no recuerdan dificultades relacionadas con aspectos depresivos y solo algunos inconvenientes en términos de una mayor ansiedad e inestabilidad emocional (9,68 %). En el caso de las jóvenes, que son las que con mayor intensidad sufren estos desajustes, predomina la respuesta depresiva y de decaimiento físico y emocional (26,19 %), frente a la de ansiedad (16,67 %). Parece bastante evidente que el humor y el ánimo de una de cada tres mujeres se ven alterados en la menopausia, aunque las cifras de que disponemos nos indican que esta es otra de las dificultades que se presentan con mayor intensidad en la primera etapa de la menopausia y que, cuando el cuerpo se estabiliza, desaparecen.

La inestabilidad psicológica forma parte sustancial del imaginario social de la menopausia, tal vez porque históricamente ha convenido desacreditar la fuerza y el poderío recién adquirido —recuperado— por parte de las mujeres postmenopáusicas: a su maravillosa lucidez la llaman locura. La frase de Margaret Mead, «la fuerza más creativa del mundo es la mujer con el vigor postmenopáusico», constituye un magnífico reconocimiento de ello.

La nueva armonía de los cuerpos

En este momento del ciclo vital se produce un cambio en la estructura corporal que a veces resulta difícil de aceptar. Dejamos de ser la jovencita que éramos y tenemos que reconciliarnos con la imagen que de nosotras nos devuelve el espejo. Los estrechos cánones de la belleza patriarcal en los que ahora definitivamente no cabemos nos obligan a hacer un trabajo interior en profundidad, de manera que podamos vivir los largos años de la postmenopausia reconfortadas con la nueva armonía de nuestros cuerpos.

Un amplio grupo de notas sobre lo peor de la menopausia tiene que ver con aspectos relacionados con el manejo de las modificaciones de nuestro cuerpo que achacamos a las transformaciones hormonales y, desde luego, con el hecho de envejecer en sí mismo.

El envejecimiento tan brusco de aspecto, pero no de salud ni agilidad.

MALESTARES ENVEJECIMIENTO Y BELLEZA	Jóvenes %	Medianas %	Mayores %	Total %
Engordar, hinchazón, grasa abdominal	21,43	12,90	16,13	16,30
Belleza, aceptar cambio imagen	9,52	12,90	9,68	11,11
Envejecer, paso del tiempo	4,76	11,29	3,23	7,41
Piel: sequedad/ dermatitis/ arrugas/ flaccidez, vello	9,52	8,06	12,90	9,63
Total	45,23	45,15	41,94	44,45

Se refieren a este hecho el 44,45 % de las mujeres. Es decir, prácticamente una de cada dos mujeres señala que lo peor para ella ha sido afrontar los cambios relacionados con el cuerpo que se hacen más patentes en este momento. No hay edad para la queja respecto a la belleza. Las mujeres de todas las edades reclaman su deseo de resultar atractivas.

Algunos cambios corporales que se manifiestan durante la menopausia son vividos de manera más problemática que otros. Las quejas se centran en temas como el aumento de peso, el hecho de que los pechos se sitúan en otro lugar, los cambios en la piel —sequedad y pérdida de tono muscular—; así como en el comportamiento errático del vello debido al cambio hormonal que hace que aparezca donde no queremos y que desaparezca de otros lugares donde no nos estorba y donde ha estado desde tiempo inmemorial.

No acabo de asumir el cambio del cuerpo, no solo el aumento de peso, también la redistribución de la grasa. A veces me miro al espejo y me cuesta trabajo identificarme con la imagen que me devuelve.

Así pues, después de los sofocos y el insomnio, el problema más señalado, constatado por el 16,3 % de las participantes, se refiere a la predisposición a engordar que puede presentarse a esta edad. Se retienen líquidos con facilidad, lo cual conlleva una sensación de hinchazón corporal poco agradable; por otra parte, se da un aumento de la grasa abdominal que tiende a concentrarse en glúteos y abdomen. Hay varios factores que se relacionan con ello: la dieta, la composición corporal, la falta de ejercicio físico y la clase social.

Todos estos cambios corporales podríamos considerarlos efectos colaterales de la menopausia y nos producen un gran desasosiego, en la medida en que afectan a las características que han servido para definir lo que en nuestra cultura se supone que «es» una mujer y son los elementos públicos en que se centra la mirada del deseo. ¿Cómo reconciliarnos con un cuerpo que no nos obedece y no reúne las características que definen el ser deseable? Ahí nos duele.

Es terrible mirarse en el espejo y no reconocerse y sentir, como se siente a veces, que puede ser que hayas perdido el atractivo..., insisto, que «puede ser»...

Una alta proporción de mujeres enfrenta esta tendencia corporal con sabiduría, prestando una mayor atención a su cuerpo en términos de alimentación y aumentando la práctica del ejercicio físico. Tomando las riendas.

Lo cierto es que la menopausia nos enfrenta con la vejez, con la finitud de nuestro tiempo en este mundo, con el hacernos mayores y con todo el imaginario que conlleva. Esta es una realidad a la que tenemos que hacer frente.

La menopausia es también como una señal de que la vida pasa y queda menos tiempo, así que no hay que perderlo en tonterías.

La menopausia —gracias a la propaganda orquestada— se convierte, pues, en un marcador que nos dice que a nivel social algunas exclusiones nos están esperando.

Sentir que he pasado a la tercera edad, que he desaparecido casi como mujer.

Nuevas incomodidades y carencias

Algunas quejas minoritarias sobre la vivencia de la menopausia me parecen interesantes, en la medida en que plantean temas no tradicionales. Indican cuestiones emergentes a tener en cuenta como, por ejemplo, la falta de apoyo recibido por parte de la médica o médico, que no ofrecieron el consejo, la información y la atención que las mujeres necesitaban en ese momento.

Engordé y lo vivía de manera negativa; sin embargo, la ginecóloga no le daba ninguna importancia, cuando debía haberlo contemplado como un síntoma, lo mismo que tenía en cuenta la osteoporosis.

Esta falta de apoyo y de sensibilidad para con las necesidades específicas de ese momento vital fueron elementos que dificultaron la transición menopáusica. Se habría deseado recibir una escucha más empática y menos medicación.

Es una etapa poco escuchada por médicos internistas y ginecólogos.

Otras informantes sienten el peso de la hostilidad social hacia las mujeres en ese periodo y habrían agradecido tener contacto con otras que estuvieran viviendo circunstancias similares, para poder compartir la experiencia y también sus estrategias y conocimientos al respecto, lo que probablemente habría facilitado y aliviado las dudas y soledades del momento.

El no poder hablar con otras mujeres para compartir, entender, y no sentirme tan sola en mi vivencia.

¿Qué hacer? ¿Mostrar abiertamente que se está en el tiempo de la renovación, con orgullo, o tratar de esconderlo? Algunas personas sienten la necesidad perentoria de ocultar la menopausia ante los ojos de los demás, manteniéndola como una vivencia íntima (quizás en la línea del ocultismo con que nos habían enseñado a manejar la regla), mientras que otras mujeres plantean los efectos positivos del hecho de poder hablar abiertamente sobre ella, nombrarla, mostrarla orgullosa y despreocupadamente, lo que puede suponer una terapia y una fuente de comunicación con otras mujeres que viven la misma situación y con las que se pueden compartir vivencias, estrategias y emociones. También supone una manera de normalizarla y desdramatizarla, otorgándole el valor de un momento natural y no vergonzoso en nuestra vida.

No hay mal que cien años dure

En la evocación de «lo peor» de la experiencia menopáusica observamos que se incluyen asimismo determinadas vivencias negativas que nada tienen que ver con esta transición, aunque sean malestares que producen incomodidad y pueden coincidir circunstancialmente en este momento del ciclo vital. Afectan a un número bastante bajo de mujeres, lo cual no quiere decir que no sean importantes, claro que no. En cualquier caso parece bastante evidente que muchos de los signos atribuidos inevitablemente a la menopausia no afectan a todas las mujeres, sino que se reparten, por lo que no constituyen una casuística inevitable o suficientemente significativa. Para una persona en concreto puede resultar muy desagradable sufrir alguna de estas molestias, pero bueno es saber que aunque nos toque alguna de ellas, desde luego no vamos a sufrirlas todas, ni nos van a afectar a todas. Creo que este es el gran hallazgo. Se producen problemas, claro que sí, molestan, por supuesto, pero no cargamos con todos a la vez, sino que depende de una serie de factores que tienen que ver con la coyuntura, con la herencia y con la vida que llevamos, el estrés, el autocuidado, la felicidad, las emociones.

La certeza de que los trastornos son pasajeros y que la actitud positiva es un elemento importante para contrarrestarlos.

Una idea que me parece fundamental traer a colación y tener en cuenta cuando se abre el debate de las molestias es que la mayoría de ellas son coyunturales. Algunas pueden aparecer en la época de la menopausia, o incluso antes, pero desaparecen al cabo de un tiempo. No son para siempre. Por esta razón, me parece peligroso el retraso que la terapia de reposición hormonal puede producir en la adaptación del cuerpo a la nueva situación derivada de los cambios menopáusicos, en la medida en que la ingestión de hormonas puede prolongar el margen de tiempo que el cuerpo necesita para ajustarse a dicho cambio hormonal y para acomodarse al nuevo ritmo biológico como de forma natural haría al cabo de más o menos un año. Además, así tenemos que hacer frente dos veces a las sensaciones y cambios menopáusicos. Mal programa.

Una vez «instalada» la menopausia es una bendición, después del desequilibrio anterior.

La erótica hipotecada

*«Si ustedes se lo pueden permitir,
hagan el amor lo más posible».*

Elena Arnedo[1]

Me sorprende que entre esos llamados «cuatro principales» que aparecen en la mayoría de los textos acerca de la menopausia no se encuentre la pérdida del deseo e interés sexual, siendo como es una de las expectativas negativas con que nos acercamos a la menopausia.[2] Las ideas y creencias que hemos ido construyendo a lo largo de la vida desempeñan un papel fundamental en las actitudes con las que nos acercamos a la erótica. En concreto, en el caso de algunas poblaciones, la religión ha tenido una influencia negativa fundamental en la vivencia de la sexualidad. De forma consistente se constata que cuanto mayor es el peso de las creencias religiosas, peor es la relación con la sexualidad adulta.

La función sexual es compleja y tiene que ver con aspectos hormonales, por supuesto, pero fundamentalmente en ella subyacen importantes elementos psicosociales, relacionales, socioculturales y biológicos. Aspectos que nos afectan a cada una de manera particular y que son reconocidos como estructurales en la erótica postmenopáusica por los modelos feministas y psicosociales. La sexualidad y el deseo de las mujeres van mucho más allá de la estricta función reproductiva. Esto es fácilmente deducible si tenemos en cuenta que las mujeres de nuestro país tenemos una de las tasas de natalidad más bajas del mundo. La experiencia con

---

[1] Arnedo, Elena, *La picadura del tábano. La mujer frente a los cambios de la edad*, Madrid: Aguilar, 2003.
[2] En una publicación mía de 2018, *Sin reglas. Erótica y libertad femenina en la madurez* (Capitán Swing), se puede encontrar una información amplia y documentada acerca de la sexualidad femenina en la edad de la renovación.

la erótica es tan personal que no hay modelos. Va de cero al infinito. Algunas mujeres afirman que su libido se ha evaporado y que no sienten ninguna motivación por el encuentro sexual, y otras reclaman mayor frecuencia, más intensidad y más pasión.[3] El aumento de la edad suele asociarse con una menor expectativa en relación a la actividad sexual, algo que ocurre por razones diversas. Una de ellas reside en el hecho de tener o no pareja y, desde luego, en el tipo de pareja de que se dispone. No es lo mismo tener la misma pareja sexual durante décadas, algo que todas sabemos que puede exterminar toda pasión, o, por el contrario, tener un lío reciente que nos genera una intensa emoción. No es ninguna sorpresa. Y además, en el caso de no tener pareja, la sociedad heterosexual y edadista no nos lo pone fácil. Son también muy determinantes la salud propia y la de la pareja. Nadie nos informa de que algunas medicaciones dificultan la resolución orgásmica. También es crucial la disposición personal hacia la erótica.

Hay mujeres que experimentan una mejora en sus relaciones sexuales postmenopáusicas cuando su autoestima mejora y se sienten con seguridad para dialogar con mayor confianza acerca de sus deseos. Otras se vuelven más selectivas en su erótica y prefieren tener menos sexo, pero de mejor calidad, o incluso aprovechan la entrada en la edad de la renovación para iniciarse en la erótica lesbiana. Nunca es tarde.

La vivencia de la sexualidad es claramente contextual. Las diversas investigaciones señalan que para las mujeres de todas las edades la proximidad emocional, la intimidad y el buen trato importan por encima de todo, también la solidaridad afectiva, la comunicación y la confianza y la percepción de equidad y justicia en la relación de pareja.

Me parece muy interesante destacar que en estos últimos años ha habido una normalización de la conversación acerca de las partes íntimas de las mujeres. Hablamos de clítoris, vagina, labios mayores y menores, espéculo, autoconocimiento e incluso de Satisfyer sin que nadie se altere. Todo ello ha redundado en un mayor control

---

[3] Freixas, Anna, *Sin reglas. Erótica y libertad femenina en la madurez*, Madrid: Capitán Swing, 2018.

sobre nuestro deseo y sobre cómo obtener placer. Tenemos la suerte de que llevamos el clítoris incorporado de serie. Una fuente inagotable de placer, sin obsolescencia programada, ni fecha de caducidad, que no necesita pilas ni recarga. Siempre a mano —y nunca mejor dicho—. Muy cómodo.

La sexualidad en la edad mayor supone un enorme potencial emancipador. La edad de la renovación abre un tiempo para disfrutar, sin necesidad de libro de instrucciones, ni ninguna dependencia de otras personas. Sobre todo, después de haber vivido durante años una sexualidad regida por el miedo al abandono, al embarazo, a la ira del otro, que nos ha hecho condescendientes y las reinas de la amabilidad y la pacificación. La mayonesa de la humanidad.

La sexualidad resulta un terreno profundamente hipotecado para las mujeres a medida que nos vamos haciendo mayores —es decir, invisibles y asexuales—, sea cual sea nuestra opción afectivo-sexual, aunque esto es así, de manera especial, con nuestros congéneres masculinos, como si a ellos la cosa les funcionara de diez. La sexualidad en la mitad de la vida es una experiencia compleja, especialmente para las mujeres que normalmente mantienen una relación, pongamos, *peculiar* con su cuerpo y con la sexualidad. Diversos factores influyen en cómo nosotras podemos experimentar los diferentes cambios de la edad, en términos de la satisfacción y práctica sexuales. Entre ellos tienen un valor preferente las expectativas culturales acerca de la sexualidad que *dictaminan* la extinción del deseo femenino a partir de la menopausia. Apenas osamos ya acercarnos a él, parece que «ya no es para nosotras». Nos sentimos inapropiadas. Esta creencia traza una vinculación sospechosa entre deseo y reproducción: cuando no somos fértiles, se supone que el deseo nos abandona —indicando que el deseo femenino tiene como objetivo la reproducción—. Y yo me pregunto: ¿cuál será el objetivo del deseo masculino…, la pasión? Por otra parte, la heterosexualidad y los mandatos de género hacen el resto.

A todas las edades tenemos necesidad de piel. El contacto físico es beneficioso para mujeres y hombres. Es terapéutico. Los seres humanos disfrutamos de las caricias, la cercanía piel a piel, la relación sexual, en según qué condiciones y con según quién, claro está. Sin embargo, una de las expectativas culturales más arraigadas con relación a las mujeres presupone que el deseo y la práctica sexuales disminuyen o desaparecen prácticamente a partir de la menopausia, y si no lo hacen, deberían hacerlo, porque cualquier sexualidad es demasiada y obscena en el caso de las mujeres en la edad mayor; al menos en el imaginario de la sociedad juvenilista en que nos movemos. Esta expectativa de que el deseo sexual disminuye o desaparece en la menopausia conlleva un descenso real en la actividad y satisfacción sexuales, comportándose a modo de profecía de autocumplimiento.[4] Este descenso en la actividad suele iniciarse unos años antes de la menopausia, en tanto que la calidad de la relación es la variable más importante en la satisfacción sexual de las mujeres a todas las edades.[5]

Frente a la creencia social de que el deseo se desvanece con la edad, la evidencia científica muestra que, de hecho, la libido femenina no solo no disminuye, sino que puede aumentar, siempre que se den determinadas circunstancias. Esta arraigada reticencia social sobre la sexualidad inhibe la libertad de las mujeres para llevar a la práctica sus deseos, para hablar sobre ellos, tanto en público como en privado, y para mostrarse interesadas y activas al respecto. De hecho, no son pocas las mujeres que se sienten «avergonzadas» por sus deseos que consideran inapropiados para una mujer mayor. ¿Quién decide cuánto deseo es apropiado a cada edad?[6]

El sexo real

Las ideas culturales normalizan la heterosexualidad como una cualidad natural, más que como una construcción social o una

---

[4] Koster, Anne, L. F. Eplov y K. Garde, «Anticipations and experiences of menopause in a Danish female general population cohort born in 1936», *Archives of Women's Mental Health*, 5, 2002, pp. 9-13.

[5] Avis, Nancy E., Alicia Colvin, Arun S. Karlamangla, Sybil Crawford, Rachel Hess, L. Elaine Waetjen, Maria Brooks, Ping G. Tepper y Gail A. Greendale, «Change in sexual functioning over the menopause transition: Results from the Study of Women's Health Across the Nation (SWAN)», *Menopause*, 24(4), 2017, pp. 379-390.

[6] Thomas, Holly M., Megan Hamm, Tamar Krishnamurti, Rachel Hess, Sonya Borrero y Rebecca C. Thurston, «How much desire *should* I have?: A qualitative study of low libido in postmenopausal women», *Journal of Women & Aging*, 34(5), 2022, pp. 649-657.

elección individual. La fantasía del amor romántico heterosexual marca nuestra socialización primaria y está presente en la vida cotidiana y en todos los medios de comunicación, identificándose como el único modelo *correcto* de relación. Estas normas enfatizan el deseo masculino, activo, y sitúan a la mujer en posición de objeto de deseo, en la pasividad. Las relaciones heterosexuales subrayan la idea del sexo como coito, al servicio del placer masculino. El sexo *real* es eso, pues, y solo eso. Las palabras y la conversación íntima sobre los deseos sobran. Diversas dificultades e incomunicaciones con que nos encontramos en este terreno tienen mucho que ver con este reparo heterosexual de hablar acerca de los deseos, lo que conduce a que, en este momento de la vida, cuando determinados hábitos y rutinas podrían modificarse, se perpetúen las molestias o desencuentros que arrastramos en la práctica sexual y, por consiguiente, sintamos rechazo o desinterés por hacer sexo.

Sigo percibiendo que los deseos masculinos y femeninos discurren por distintos derroteros.

Diversos factores se conjugan en el declinar del deseo y la actividad sexual a lo largo del tiempo y estos se relacionan, precisamente, con la condición heterosexual. Por una parte, el hecho de tener una pareja masculina mayor o enferma puede problematizar la satisfacción y práctica sexuales, debido a la frecuente disfunción masculina, a pesar del uso de Viagra. Por otra parte, en términos de edad, la menopausia puede suponer una dificultad para iniciar una relación sexual, en la medida en que los varones —a pesar de que también son mayores— buscan animar su sexualidad alicaída con mujeres jóvenes, aprovechándose del doble código social que aprueba esta práctica en ellos y la censura duramente cuando la llevan a cabo las mujeres.[7]

---

[7] Me viene a la mente al respecto una escena memorable de la comedia romántica de Nancy Meyers *Cuando menos te lo esperas* (2003), donde una siempre formidable Frances McDormand le canta las cuarenta a un patético Jack Nicholson, explicando la diferencia en el mercado de los ligues entre hombres y mujeres de cierta edad: https://www.youtube.com/watch?v=UBAyqwEcaHw. Gracias, Heide.

Las posibilidades de seducción, así como los ligues y conquistas, son muy diferentes entre hombres y mujeres a partir de cierta edad.

La evidencia de que la edad afecta la vida sexual de las mujeres mayores heterosexuales, más que la de los hombres, no se puede explicar diciendo que somos más conservadoras o tenemos menos deseos sexuales. Conviene repasar con atención los efectos sobre nuestra vida sexual de los prejuicios sexistas y edadistas que promueven la visión de las mujeres mayores como poco atractivas y deseables y como compañeras sexuales inapropiadas.

En buena medida, la calidad de la sexualidad en la edad mayor se relaciona con la calidad de la experiencia sexual en edades más jóvenes y con nuestra mayor o menor práctica a lo largo de la vida. La *sabiduría sexual*, entendida como el conocimiento y las habilidades que se adquieren con la edad y la experiencia, puede concretarse en mayores niveles de satisfacción sexual.

Me parece importante preguntarse qué sexualidad se vivía previamente a la menopausia.

Sentirnos atractivas ha sido muy importante en nuestra juventud y este deseo en absoluto desaparece con la edad. Llevamos tatuada a fuego una socialización en *la mirada del otro* y en la medida en que perder la capacidad de ser deseada es culturalmente sinónimo de vejez y fealdad, deseamos ser visibles y atractivas para la inspección masculina. Con ello entramos en un círculo perverso que afecta nuestra autoestima y con demasiada frecuencia nuestras conductas. No es que seamos menos interesantes, guapas y deseables, es que somos mayores y esta condición nos expulsa del escenario del mercado heterosexual, como si ellos siguieran siendo Apolo, o como si lo importante fuera la posibilidad de reproducirnos, en una sociedad como la nuestra en la que las mujeres nos reproducimos al mínimo.[8]

---

[8] Dillaway, Heather E., «(Un)changing menopausal bodies: How women think and act in the face of a reproductive transition and gendered beauty ideals», *Sex Roles*, 53 (1/2), 2005, pp. 1-17.

¿Qué podemos decir sobre menopausia y sexualidad?

En el tema de la sexualidad, como en otros asuntos relacionados con la menopausia, es tal el prejuicio negativo que pocas investigaciones se plantean indagar en el conocimiento de los cambios positivos que se pueden experimentar en este periodo, como son un aumento en la actividad sexual, la transformación del deseo y la calidad del orgasmo. Sin embargo, para muchas mujeres postmenopáusicas la erótica es un aspecto importante de sus vidas y ellas cuestionan los estereotipos culturales que rechazan la pasión y el deseo en la edad mayor preguntándose qué es lo que se considera *normal* y quién dictamina cuánto y cómo.[9]

Es en la conversación acerca de la sexualidad donde aparecen con mayor claridad algunos de los puntos críticos sobre la renovación, al menos en las mujeres que se atreven a hablar de su experiencia personal. Con la menopausia y las coyunturas psicosociales de la mitad de la vida, la sexualidad cambia. Esta es una idea que se muestra de manera bastante clara en los diferentes relatos, tanto cuando se hace una evaluación negativa de los efectos de la menopausia sobre la sexualidad como en las versiones más optimistas de ella.

La menopausia va unida a un proceso psicológico evolutivo de la propia persona. La estructura familiar cambia, las exigencias de las parejas son otras, las de las mujeres también, y la sexualidad y el deseo siguen ahí, pero quizás somos menos exigentes y queremos que el afecto, la comprensión y el cariño ocupen el primer plano.

A todas las edades resulta difícil hablar sobre la sexualidad, así que no es extraño encontrar, debido a una educación restrictiva y pudorosa, una cierta parquedad en el discurso que viene a confirmar la dificultad histórica que hemos tenido para mostrar este lado de

---

[9] Thomas, Holly M., Megan Hamm, Tamar Krishnamurti, Rachel Hess, Sonya Borrero y Rebecca C. Thurston, «How much desire *should* I have?: A qualitative study of low libido in postmenopausal women», *Journal of Women & Aging*, 34 (5), 2022, pp. 649-657.

nuestra experiencia. Sin embargo, también resulta cierta la afirmación de que con la edad nos sentimos más libres para nombrar lo que anteriormente hemos silenciado por obediencia, sumisión o vergüenza, y podemos encontrar relatos bastante prolijos y sinceros sobre la vivencia postmenopáusica en términos de deseo y placer sexual.

Algunas de las informantes sostienen que no se han producido cambios en su vida sexual y que siguen en este aspecto tan activas y felices como antes, y otras hacen un relato detallado de las pérdidas experimentadas en este ámbito, que van desde una clara disminución del deseo a la decisión personal de dar por terminado este compartimento de su vida, por voluntad propia u obligadas por la situación emocional y las dificultades para encontrar una pareja afectiva y sexual satisfactoria o, simplemente, por no atreverse a validar unos deseos lesbianos que de vez en cuando asoman en su cuerpo y en su mente, pero que son convenientemente rechazados.

En un buen número de narraciones se identifican aspectos que representan una mejora en la vida sexual; en otras, en cambio, se detectan elementos de un empeoramiento de la experiencia y la emoción sexual a partir de la menopausia. Los datos reflejan la diversidad de situaciones relatadas, mostrando los diversos ángulos de una experiencia tan poco estudiada hasta el momento.

La información de que dispongo invita a pensar que necesitamos revisar a fondo nuestra relación entre menopausia y sexualidad. Sobre este tema la literatura al respecto nos ofrece un panorama poco alentador: la presunción de una catastrófica e ineludible relación causa-efecto proporciona una explicación excesivamente gris para una coyuntura tan compleja como la evolución de la sexualidad a lo largo de la vida y su significado a partir de la mediana edad. La mayoría de los trabajos disponibles no tienen en cuenta una buena cantidad de matices (culturales, experienciales, físicos y estéticos) que condicionan y delimitan la realidad afectivo-sexual de las mujeres a todas las edades, pero especialmente en la edad mayor.[10]

---

[10] Convencida de la enorme necesidad de este conocimiento, inicié una investigación sobre la sexualidad de las mujeres postmenopáusicas cuyas conclusiones

En este *continuum* que va del cero al infinito encontramos informaciones que señalan diferentes posiciones en la vivencia de la sexualidad postmenopáusica. Las experiencias muestran un sinfín de situaciones personales que van de la vivencia de una continuidad, con pocos cambios en la vida sexual y en el deseo, a la constatación de mejoras y el desarrollo de nuevas prácticas que facilitan una relación diferente con la sexualidad y una percepción de satisfacción vital;[11] también encontramos la experiencia de un deseo *disipado*, con una peor relación con la sexualidad y una clara disminución en el deseo, e incluso la decisión personal de prescindir de ella, como una forma válida de vida sexual.

Continuidad y pocos cambios

Reconociendo que somos seres evolutivos, que cambiamos en las diferentes etapas del ciclo vital, la menopausia se entiende como un momento de la vida en el que el cambio ocurre de forma natural, de acuerdo con un programa biológico, siendo los elementos cognitivos, sociales e individuales los que contribuyen a darle un significado que en nuestra cultura tiende al color negro.

No ha habido un antes y un después de la menopausia. Mi vida es un *continuum* mucho menos apegado a la biología. Ni paso, ni transición, ni edad crítica, ni nada de nada.

La menopausia no tiene nada que ver ni con la sexualidad ni con el deseo. La menopausia forma parte del ciclo vital y la sexualidad y el deseo cubren toda la vida de la mujer.

Un cambio que es evaluado en el contexto del resto de los desarrollos evolutivos del ciclo vital.

---

constituyen el grueso de mi libro *Sin reglas. Erótica y libertad femenina en la madurez*, publicado en 2018 por Capitán Swing.

[11] Nazarpour, Soheila, Masoumeh Simbar, Fahimeh Ramezani Tehrani y Hamid Alavi Majd, «Quality of life and sexual function in postmenopausal women», *Journal of Women & Aging*, 30 (4), 2018, pp. 299-309.

CONTINUIDAD POCOS CAMBIOS	Jóvenes %	Medianas %	Mayores %	Total %
No he notado cambios, mismo deseo	21,43	20,97	38,71	25,19
No hay relación entre menopausia y sexualidad, no impide deseo	11,90	8,06	16,13	11,11
Otra etapa ciclo vital, continuidad evolutiva en la sexualidad	7,14	9,68	3,23	7,41
Total	40,47	38,71	58,07	43,71

El 43,71 % de las participantes hacen afirmaciones que desdramatizan los cambios que pueden haberse producido en su sexualidad, y en su narración rompen la lógica tradicional que vincula de forma inexcusable y siempre negativamente menopausia con sexualidad. Estas mujeres entienden el ciclo vital como cambio y transformación y evalúan las variaciones que pueden detectar en su cuerpo y en su vida sexual en el contexto del ciclo del desarrollo vital.

Tengo ganas de sexo y disfruto haciéndolo igual que antes. Mis fantasías sexuales son las de siempre.

Una de cada cuatro informantes no ha percibido cambios destacables en su deseo y para ellas no hay relación causa-efecto entre menopausia y sexualidad. En cualquier caso, las diferencias que puedan haber vivido las enmarcan en el ritmo de las transformaciones que experimentamos todos los seres humanos en el transcurrir de la vida. No se percibe incompatibilidad entre menopausia y deseo; no parece que esta lo inhiba.

No he notado que la menopausia disminuya mi deseo y mi alegría sexual.

Sin embargo, se produce una evolución natural de la sexualidad y el deseo, de acuerdo con su carácter de coyuntura vital que va cambiando al igual que otros tantos aspectos de nuestra existencia, y que no forzosamente va asociada de forma negativa a la menopausia. Las mujeres que llevan más años en la menopausia son las que más claro tienen esto (58,07 %), frente al 40,47 % y el 38,71 % de las mujeres de los grupos más joven y mediano. Este hallazgo destaca la consideración de la sexualidad como parte de un *continuum* en el ciclo vital y desmiente la condición *asexual* de las mujeres mayores.

La transformación de la pasión: cuerpo y emoción

En su relato acerca de la sexualidad en la renovación algunas mujeres ponen en valor una sexualidad más afectiva, en la que los componentes emocionales adquieren una cotización mayor que el «aquí te pillo» pasional de otros tiempos. Hay un acuerdo bastante amplio que reconoce que se produce una transformación de la pasión, como si finalmente llegáramos a la sexualidad que siempre hemos considerado ideal para nosotras: aquella en la que se combinan pasión, emoción y cuidado, en la que los preámbulos —incluso los que no tienen una finalidad precisa, sino que buscan el estricto placer anímico y corporal que proporciona el encuentro con la otra persona y con una misma— adquieren una entidad fundamental.

El deseo cambia, pero no cesa. Es más selectivo, más hedonista, menos a borbotones y más como un río. Es más tuyo, más humano y más ligado a ti misma. Me siento menos esclavizada por él.

DELEITE SEXUAL Y ESPACIOS DE EROTISMO	Jóvenes %	Medianas %	Mayores %	Total %
Sexualidad más: rica, madura, espontánea, satisfactoria, selectiva, deseo más tuyo. Tomas posesión cuerpo, mejor autoconocimiento. Sexualidad menos pendiente del otro	28,57	12,90	22,58	20,00
Más: tranquilidad, sin prisas, juguetona, hedonista Menos: compulsiva, ansiosa	14,29	6,45	9,68	9,63
Más: felicidad, placer, deseo, disfrute	7,14	4,84	6,45	5,93
Sexualidad más libre, atrevida. No temor al embarazo, no necesitar anticonceptivos	23,81	14,51	29,03	20,74
Total	73,81	38,70	67,74	56,30

En total, más de la mitad de las participantes (56,30 %) reconoce un enriquecimiento de la sexualidad que se vive ahora de manera más madura y equilibrada, como una experiencia personal, propia. Tomen nota.

> Mi sexualidad se ha enriquecido con los años y la experiencia.

Las mejoras que se constatan informan de una vivencia de la sexualidad en que se produce la toma de posesión del cuerpo y del deseo personal, al estar menos pendiente de las urgencias del deseo del otro y al atreverse a hacerse cargo del propio deseo, a mostrarlo y vivirlo de manera más espontánea y natural, con menos prejuicios.

> Tengo la sensación de haber recuperado mi cuerpo para mí... como si antes fuera para ellos...
> Con más experiencia y menos prejuicios, se facilita el disfrute.

Como hemos visto anteriormente, para muchas mujeres saber que no se van a quedar embarazadas supone un alivio colosal que les permite dedicarse a explorar y vivir el deseo con una libertad y tranquilidad impensable en otro momento. Si bien la literatura oficial sugiere que hay quien puede sentirse mal por la pérdida de la fertilidad, lo cierto es que no he encontrado ni una sola referencia al tema en las narraciones de las participantes.

Cuando la «virtud» femenina se conseguía por el miedo al embarazo, la menopausia solo podría verse como una toma de posesión del propio cuerpo y de los propios deseos.

Todo ello requiere libertad, y esta se identifica como otro de los elementos clave de la sexualidad en la menopausia, la que está en el origen de la mayoría de las mejoras que se reconocen. Una de cada cuatro mujeres habla de la libertad con que se puede vivir la sexualidad como una de las mejoras que destacar en este periodo. Ahora no podemos quedarnos embarazadas y, por lo tanto, podemos despreocuparnos de un tema que ha inquietado de diferente manera a las mujeres en función del momento histórico en que vivieron su etapa fértil, con respecto al desarrollo de los medios anticonceptivos. Son las mayores las que más hincapié hacen en señalar que esta liberación tiene su origen en la desaparición del miedo al embarazo.

El deseo no cambia, pero su satisfacción se hace más libre, menos condicionada por sus posibles consecuencias. Soy una mujer mayor-mayor que viví la angustia constante de los embarazos fortuitos, teniendo que elegir entre diversas técnicas anticonceptivas que no eran ni seguras ni agradables.

Este aspecto resulta menos relevante para las mujeres que tienen menos edad, para quienes lo que ha promovido realmente un sentimiento de libertad es el hecho de no tener que utilizar anticonceptivos; para ellas, pues, la menopausia permite una práctica de la relación sexual más cómoda. Ya no existe preocupación por la efectividad de los métodos, sino que se percibe una sensación de bienestar por librarse de las incomodidades y problemas derivados de la utilización de los diferentes métodos anticonceptivos. Esto se puede leer como una señal de los diferentes contextos sociales y culturales en que se mueven las mujeres de diferentes edades, un signo del cambio de los tiempos y de la complejidad de las coyunturas personales.

Cerramos la fábrica y abrimos el parque de diversiones

Un discurso amplio y plural sobre las libertades adquiridas atraviesa las distintas narraciones. Ahora disponemos de mayor libertad para ser, para mostrarnos, para manifestar los deseos, a resultas de la nueva situación que ocupamos en el mundo tras la caída del velo de las hormonas. También aparece un intradiscurso de lo más revelador que señala que ahora se disfruta de una libertad manifiesta que proviene del hecho de no sentirse objeto de deseo, sujeto de cacería, depositaria de la mirada del otro. A partir de ahí se produce un proceso de toma de posesión del cuerpo y una mayor autoestima. Podemos tranquilizar a Germaine Greer, quien temía que no supiéramos disfrutar de los aspectos positivos que se derivan del hecho de no despertar interés en nuestros compañeros y que, en consecuencia, nuestra autoimagen se viera afectada.

Un día, en una valiente autoafirmación me dije que dejaba de ser objeto sexual. Fue una determinación profunda que condicionó mi estar en la vida. Me dejé el pelo blanco (¡aunque con estilo!) y solo me preocupé de cómo yo me sentía y veía bien. Y, ¡oh sorpresa!, también mi entorno me ve mejor.
Ya no soy un objeto sexual: me hace sentir más libre.

Una nueva libertad nace de los cambios experimentados en el deseo sexual que nos abre a una renovada independencia emocional, sin que nos sintamos atrapadas en la vorágine de la pasión y la búsqueda del encuentro sexual: menos esclavizadas por el deseo, más dueñas de nuestros cuerpos y vidas.

He realizado el duelo de mi pérdida de libido y, actualmente, veo también sus aspectos positivos: no estoy a merced de nadie, porque es difícil que me enganche sexualmente, con lo que gano independencia.
Siento que puedo vivir sin dependencias emocionales. Me siento menos «doméstica».

Una relación más calmada...

Numerosos estudios muestran que a partir de la menopausia se producen cambios en el deseo sexual y en la frecuencia de actividad; sin embargo, estos no correlacionan forzosa y exclusivamente con los cambios hormonales, sino que interactúan con otros factores psicológicos y sociales, como el estado de salud previo y actual, la actividad sexual anterior, la disponibilidad de una pareja y las circunstancias afectivo-emocionales y sociales en que nos encontramos. A medida que nos hacemos mayores, hombres y mujeres disponemos de menos compañeras/os sexuales —a menudo carecemos de ellas/os— y la frecuencia de las relaciones disminuye, a consecuencia de los efectos biológicos y sociales del envejecer. Esto nos afecta más a nosotras que a ellos, incluso cuando disponemos de una pareja estable. También otros factores, como la edad y el funcionamiento de la pareja masculina o la duración de la relación, predicen una disminución en la actividad. Se señala, con tenacidad, la incidencia de los estrógenos en el funcionamiento y en el deseo sexual. Sin embargo, las investigaciones no demuestran una relación directa entre estrógeno y deseo. A pesar de la evidencia de que solo una pequeña parte de las mujeres sufre una disminución en la actividad sexual en la menopausia, se insiste en afirmar que el descenso de los estrógenos necesariamente origina una disminución de la actividad sexual en las mujeres postmenopáusicas.

> Cotejado con mis amigas, yo diría que el motor hormonal que nos empuja a ver mirlos donde no los hay ya no está. Sin embargo, no desaparece la capacidad sexual si la ocasión es propicia e incluso mejora la capacidad orgásmica.

Aunque el deseo disminuye, muchas mujeres celebran el deseo sexual más calmado que viven en la menopausia e incluyen en la descripción de su vivencia placeres más allá de la estricta genitalidad: como los abrazos, los besos y las caricias. Valoran la posibilidad de disponer ahora de una mayor cercanía en la relación y, en algunos casos, la legitimación y práctica de la masturbación.[12]

> Quizás ya no me atrae la batalla, pero sí la estrategia y la negociación para seducir.

La libertad de la que ahora disponemos permite un ritmo sexual que se evalúa como más satisfactorio. Cambia la sexualidad, se

---

[12] Winterich, Julie A., «Sex, menopause, and culture: Sexual orientation and the meaning of menopause for women's sex lives», *Gender & Society*, 17(4), 2003, pp. 627-642.

hace más tranquila, menos inhibida: ahora se le puede dedicar más tiempo, por lo que se vuelve más hedonista y juguetona.

> El deseo está ahí cuando merece la pena y se puede trabajar para disfrutar del proceso casi tanto como siempre, pero... ¡juventud, divino tesoro!

> Todo se ralentiza. Este aspecto se vive como positivo en algunos casos, aunque en otros se puede vivir con pánico, al ver en ello el principio del fin, sin valorar el posible significado coyuntural que este cambio en la intensidad y el ritmo sexual puede tener. Estamos en un momento en que tanto la mujer como su pareja pueden estar viviendo otras transformaciones o transitar travesías personales que ocupan su mente y su cuerpo, y en las que la sexualidad se apacigua, a la espera de tiempos mejores.

> Algunas mujeres afirman sentirse más felices en este momento en el que son capaces de disfrutar más, de desear más. Se lo montan mejor.

> La sexualidad y el deseo maduro, sin urgencias, más libre. Más capacidad para ilusionarme por otro cuerpo desde mi libertad.

Todo ello va en la misma dirección de otros hallazgos de este trabajo que indican que no hay una sola menopausia. Me parece interesante comparar las razones de las más jóvenes con las de las más experimentadas. Las primeras destacan la libertad, la tranquilidad y la toma de posesión del deseo propio, y las mayores señalan la liberación del temor al embarazo, la sexualidad más madura, satisfactoria y propia, y también la libertad. Ambas, pues, se sienten más libres y tranquilas —aunque sea por motivos diferentes— y consiguen una vivencia de la sexualidad más madura, tranquila y propia. Son agentes de su sexualidad. Elementos que se destacan como centrales en la evolución de la práctica y experiencia sexual en la edad mayor.

... y nuevas prácticas

En este proceso de mejora de la sexualidad se identifica un cambio en las prácticas.

Mi deseo es más selectivo. Me siento deseando cosas que antes no me hubiera atrevido ni a imaginar y tengo más independencia.

NUEVAS PRÁCTICAS	Jóvenes %	Medianas %	Mayores %	Total %
Más masturbación, más deseos lesbianos, nuevos placeres	7,14	1,61	3,23	3,70
Más caricias, ternura, cariño, conocimiento, mimos, masturbación mutua, comunicación	11,90	8,06	3,23	8,15
Total	19,04	9,67	6,46	11,85

Una asignatura pendiente en la vida sexual de las mujeres de todas las edades trata del autoerotismo, que no constituye una práctica suficientemente instalada en la resolución cotidiana del deseo y que, realizada en solitario o en compañía, puede convertirse en un recurso interesante a tener en cuenta en la edad mayor, cuando puede ser la principal o incluso la única fuente de placer. En su contra se sitúa la culpabilización, derivada de una educación que lo considera una conducta reprobable y de los prejuicios religiosos y culturales, que cuando éramos niñas y adolescentes, cortaron de raíz nuestras escaramuzas masturbadoras, así como la falta de invitación al autoconocimiento sexual que caracteriza la educación de las niñas. La suma de todo está en el origen de los frecuentes sentimientos de culpa, de desviación patológica y, sobre todo, del silencio por la imposibilidad de hablar de algo de lo que no hemos aprendido a sentirnos orgullosas.

Esta valoración vergonzante y punible de la masturbación no favorece la incorporación de las mujeres a la satisfacción individual de sus deseos sexuales. Y si a ello sumamos el hecho social de que las mujeres evitamos hablar de este tema, comprenderemos que no es fácil darle carta de naturaleza a la masturbación femenina y menos cuando hablamos de mujeres mayores. La invisibilidad de la masturbación femenina contamina nuestra manera de hablar, pensar e implicarnos en ella. Las actitudes de hombres y mujeres hacia la masturbación son claramente diferentes. Ellos se pavonean de su poderío masturbatorio, algo de lo que nosotras somos incapaces, dado el estigma que la acompaña, por lo que no es de extrañar que nuestras actitudes hacia el autoerotismo sean más negativas que las de ellos. Se enfatizan poco los efectos benefactores del autoerotismo, como espacio de intimidad personal, como elemento de ayuda para afrontar el estrés y liberar tensiones, como placer y margen para la fantasía y el capricho. Una práctica saludable y necesaria, que nos permite autonomía sexual y poner en práctica nuestra capacidad de agencia. La masturbación desarrolla, estimula y sensibiliza el área genital, lo que facilita la satisfacción sexual, sola y acompañada y, sobre todo, se plantea como garantía de continuidad en la actividad sexual a lo largo del tiempo, cuando otras posibilidades de intercambio sexual se desvanecen o no están en este momento al alcance. Si consiguiéramos legitimar dentro de nosotras esta práctica, el nivel de consumo de ansiolíticos disminuiría.[13]

La investigación reciente va ya generando una valoración más favorable del autoerotismo femenino, al constatar una relación entre masturbación y mejora en la autoconciencia, la imagen corporal y la autoestima, en el estado de ánimo o la reducción de los signos de la menopausia.[14] Parecen tan evidentes los efectos positivos encontrados en las investigaciones acerca de la práctica del autoerotismo que en estos últimos años ha habido una importante controversia alrededor de la defensa de su promoción como una prioridad de salud pública.[15] Bendecida como una práctica de autoafirmación y placer, como apuntan Breanne Fahs y Elena Frank,[16]

---

[13] Freixas, Anna, *Sin reglas. Erótica y libertad femenina en la madurez*, Madrid: Capitán Swing, 2018.

[14] Fahs, Breanne y Elena Frank, «Notes from the back room: Gender, power and (in)visibility in women's experiences of masturbation», *Journal of Sex Research*, 51(3), 2014, pp. 241-252.

[15] Coleman, Eli, «Masturbation as a means of achieving sexual health», *Journal of Psychology and Human Sexuality*, 14(2-3), 2003, pp. 5-16.

[16] Fahs, Breanne y Elena Frank, «Notes from the back room: Gender, power and (in)visibility in women's experiences of masturbation», *Journal of Sex Research*, 51(3), 2014, pp. 241-252.

Leonore Tiefer la describe como una metáfora de la independencia y el empoderamiento femeninos.[17] Una actividad que realizamos por decisión personal, que no depende de un pene disponible, que sitúa nuestra erótica más allá de la penetración. Territorio privado. El silencio cultural que rodea el autoerotismo tiene sus ventajas: no hay normas, no hay reglas que dicten cómo, cuándo, cuánto. Por lo tanto, disponemos de la enorme libertad de inventar, probar y decidir cómo queremos satisfacer el deseo personal. Cada una puede encontrar su propio camino y experimentar. La falta de conversación al respecto nos permite explorar nuestros propios placeres sin pautas ni guiones predeterminados que seguir.[18]

Los pocos estudios de los que disponemos al respecto indican que la masturbación es una práctica a la que recurren numerosas mujeres. A pesar del tabú que le acompaña y de su falta de legitimación social, un tercio de las mujeres mayores de 70 años y el 50 % de las mujeres de más de 50 años que viven a solas la practican, hasta alcanzar el orgasmo. Como hemos dicho, hablamos poco de este tema y de hecho en los relatos de las participantes solo en algunos casos, muy pocos, se puede intuir una renegociación de los propios deseos, con la consiguiente apertura a nuevas fuentes de placer de tipo personal, entre las que se incluyen el autoerotismo y el reconocimiento de los deseos lesbianos.

> Practico más que antes el autoerotismo y en la pareja la masturbación recíproca y en mis fantasías sexuales aparecen con más frecuencia que antes las mujeres.

También aparece el intento de ruptura de las rutinas de práctica sexual que constituyen marcos bastante fijos de aprendizaje y actuación y con los que nos desenvolvemos al cabo de los años en las relaciones de larga duración.

---

[17] Tiefer, Leonore, «Masturbation: Beyond caution, complacency, and contradiction», *Sexual and Marital Therapy*, 13(1), 1998, pp. 9-14.
[18] Freixas, Anna, *Sin reglas. Erótica y libertad femenina en la madurez*, Madrid: Capitán Swing, 2018.

La menopausia produce una disminución del deseo sexual, pero se puede mantener una sexualidad no coitocéntrica placentera.

Se mencionan diversas actividades en las que se busca un nuevo placer: más caricias, menos penetración, más cariño. Estas son identificadas especialmente por las mujeres más jóvenes que incluyen una interacción sexual más delicada y atenta, en la que prima el cariño y sus manifestaciones, frente al ardor y el apresuramiento de tiempos más jóvenes.

La sexualidad es menos activa y el deseo también, pero si se compensa con cariño, caricias, etc., se lleva bien.

El deseo disipado

El descenso del deseo sexual es una constatación bastante común y suele aumentar con la edad. El 70 % de las mujeres de más de 65 años informan de una disminución en su deseo, pero ¿qué pasa con el 30 % restante que sigue en la brecha, negando que sea inevitable la evaporación de la emoción sexual?[19] A pesar de que la creencia popular afirma lo contrario, muchas mujeres mayores se mantienen sexualmente activas (el 59 % de las que tienen pareja lo son).

Ante este hecho son muchas las mujeres que no buscan un tratamiento para mejorar su deseo, ya que consideran que los cambios en la función sexual son parte del envejecimiento normal o simplemente, que no se trata de algo demasiado importante; incluso se sienten felices en este nuevo espacio de paz erótica. A otras mujeres les preocupa que la disminución en la libido pueda afectar sus relaciones afectivas o la conexión emocional con la pareja.

Este descenso en el deseo sexual del que informan algunas mujeres tiene numerosas y diversas causas que no pueden aliviarse con los tratamientos hormonales. El estrés, el cansancio, la falta de interés por la actividad sexual, disponer o no de una pareja

[19] *Ibid.*

sexual interesante, la mala salud propia o de la pareja, la duración de la relación, la calidad de la relación, vivir una situación de dominación, la capacidad de agencia y de darse libertad para disfrutar de nuevos espacios de placer sexual, consigo misma o con otra persona —hombre o mujer—, y un sinfín de otras posibilidades están ahí y no son susceptibles de cambiar gracias a una pastilla.

Prácticamente el 50 % de las participantes detectan, a partir de la menopausia, pérdidas y cambios en su sexualidad que son evaluados de manera más o menos negativa. Las mujeres de todas las edades afirman que su vida sexual ha empeorado claramente en términos del deseo que sienten ahora, incluyendo las que lo han perdido por completo y las que acusan un bajón muy importante (más fuerte en las más jóvenes, mucho menos evidente en las más mayores).

He dejado la relación sexual con mi compañero —un ángel—, pero no siento ninguna atracción sexual consciente por hombre alguno.

En la tabla siguiente vemos que el 25,93 % de las informantes confirman un empeoramiento en su vida sexual. Un número no muy elevado, pero suficiente para ser considerado (7,41 %), afirma que en su caso se ha producido la pérdida completa del interés por la sexualidad.

DISMINUYE EL DESEO	Jóvenes %	Medianas %	Mayores %	Total %
Menos deseo, empeora la libido, se disipa	33,33	27,42	12,90	25,93
Ningún deseo, sexualidad dormida	4,76	11,29	3,23	7,41
Total	38,09	38,71	16,13	33,34

Los libros hablan de «inapetencia». Yo soy de libro, en este aspecto. He perdido el deseo sexual. Lo he vivido como una liberación y como independencia y no ha supuesto un problema de pareja, ya que él también envejece.

Así pues, las participantes que llevan entre cuatro y diez años en la menopausia son las que más acusan la pérdida total del interés y deseo sexual (11,29 %), mientras que las más jóvenes se quejan fundamentalmente del bajón en su interés personal por el tema (33,33 %) que también es detectado por las medianas (27,42 %). Este es un hecho que tiene sus matices: al parecer cuanto más reciente es la menopausia, mayor es la percepción de la disminución en el deseo.

EMPEORA RELATIVAMENTE CAMBIA RITMO E INTENSIDAD	Jóvenes %	Medianas %	Mayores %	Total %
Disminuye, pero no desaparece. Menos deseo, pero no disminuye satisfacción, ni el placer del orgasmo, ni la intensidad del placer	19,05	6,46	3,23	9,63
Menos espontaneidad, menor frecuencia y necesidad, cambio de ritmo. Pasa a segundo plano, ocupa menos espacio en la vida, no es problema	26,19	11,29	0,00	13,34
Total	45,24	17,75	3,23	22,97

Las participantes aportan interesantes ángulos sobre el tema que ayudan a comprender la vivencia afectivo-sexual en esta etapa de la vida. Se reconoce que hay una disminución en el deseo, pero que este no desaparece, sino que se manifiesta de manera diferente, especialmente en lo que al ritmo se refiere.

La mejor comunicación y conocimiento, unido al cariño y la confianza, hacen de estos momentos, indiscutiblemente menos frecuentes, algo fantástico.

La sexualidad tiene un menor protagonismo y ocupa menos espacio en la vida de las mujeres, pasa a un segundo plano, se espacia y la necesidad es menos perentoria. Ahora se busca el momento adecuado y se trata con más delicadeza, se cuida más. Es más escaso. Así pues, hay cambio, un cambio que implica una disminución en el deseo y por lo tanto en la frecuencia de interacción sexual. Hay una menor necesidad, se producen menos encuentros, es decir, se transforma el ritmo de los años jóvenes.

Se manifestó una pérdida paulatina de interés por el sexo y la sexualidad. Con el tiempo recuperé otras formas de sentir y desear, con placeres diferentes y hasta novedosos.

De acuerdo con estas informaciones se podría pensar que quizás el bajón pasional que se siente al principio de la menopausia se recupera con el tiempo. Esta podría ser una hipótesis que comprobar. Es un dato curioso, interesante y esperanzador. Si esto es así, sabemos que podemos pasar por una travesía del desierto, que no es, sin embargo, una condena. Podemos salir de ella, en caso de que lo deseemos y que las diosas pongan en nuestro camino un buen objeto de deseo. Una mujer o un hombre que reavive los rescoldos del deseo o nos anime a alentar nuestro placer.

Pero... coinciden otras circunstancias

La experiencia sexual, como vivencia personal e interactiva, se reconoce afectada también por factores internos y externos que no se relacionan directamente con la menopausia. Algunas mujeres van más allá de la asociación fácil e inmediata entre menopausia, sexualidad y deseo y miran alrededor y también dentro de sí, para tratar de identificar los elementos y coyunturas que inciden en su experiencia erótica en este momento de la vida.

PERO... COINCIDEN OTRAS CIRCUNSTANCIAS	Jóvenes %	Medianas %	Mayores %	Total %
Tiene que ver con la pareja				
Rutina, desgaste, problemas en la relación, largo matrimonio, falta de estímulos. Depende de artes amatorias de la pareja, apoyo emocional, moral, historia sexual anterior. La pareja no funciona sexualmente, también cumple años	38,10	19,35	16,13	24,44
Tiene que ver con asuntos personales				
Cansancio, estrés, trabajo. Mala salud. No apetece. Dificultado por sequedad vaginal o sofocos	38,10	12,90	11,91	20,73

Una de cada cuatro mujeres se descentra de la menopausia cuando trata de comprender los cambios negativos que se han dado en su sexualidad en este momento de la vida. No intenta buscar la explicación en las consecuencias de los cambios hormonales sobre el deseo, sino que reconoce el carácter interactivo de la vivencia sexual y hacia esta condición se dirigen las argumentaciones. Algunas sitúan el problema en la calidad de la relación de pareja e incluso en el hecho de no tenerla. Otras identifican en sí mismas el origen —físico o psicológico— de la disipación de su deseo y práctica sexual.

> No ha sido la menopausia la que me ha impedido tener una sexualidad más plena. Los impedimentos han sido psicológicos y esos han sido más arduos de superar, pero cuando uno va descubriendo caminos de estímulos nuevos y no tiene prejuicios el deseo aparece.

Algunas mujeres que llegan a la mediana edad con relaciones de larga duración —generalmente monógamas— constatan que el tiempo afecta a la pasión, el deseo y la ilusión de sus encuentros sexuales. Con los años puede producirse un desgaste en la convivencia, especialmente cuando se institucionalizan determinadas rutinas y formas de encuentro que contribuyen a que la chispa de la pasión vaya apagándose. Algo normal, por otra parte.

> Creo que, para el deseo, peor que la menopausia es el estrés provocado por el exceso de trabajo y la rutina asociada a tener la misma pareja desde hace más de treinta años.
> La pérdida del deseo sexual no guarda relación con la menopausia, sino con el desgaste de la convivencia de la pareja.

En la misma línea se encuentran los discursos que hacen hincapié en la importancia que tiene en el desgaste sexual el mayor o menor dominio de las artes amatorias por parte de la pareja y señalan la necesidad de que se dé una buena comunicación personal y afectiva para que fluya la sexualidad, a pesar de los años de encuentro.

> Creo que es importante tener una pareja que ofrezca soporte moral.

En todo ello no resulta ajena la historia sexual previa, los aciertos y errores de los años anteriores que se convierten en muros para vivir con naturalidad la relación afectiva y sexual. A este espacio afectivo se otorga un papel crucial, cuando se reclama el apoyo emocional y moral de la pareja como elemento facilitador del interés erótico a lo largo del tiempo. Por otra parte, la pareja también cumple años y en el tema de la sexualidad esta realidad suele tener mayor incidencia en los varones que en las mujeres, especialmente en el caso de aquellas que en sus años jóvenes han vivido vidas sexuales activas y satisfactorias.

> Sí he notado sequedad y menos deseo, pero también mi pareja tiene menos deseo y no está menopáusico.

A menudo las mujeres atribuyen los cambios que sufren en su sexualidad en este tiempo a causas que tienen que ver con la falta de sensibilidad o la escasa habilidad de su pareja. Hace ya setenta años, Alfred Kinsey[20] afirmaba que el descenso en la actividad sexual de una pareja no se debe a la menopausia femenina sino, fundamentalmente, a la progresiva disminución de la capacidad sexual del varón. Lo acusan todas las informantes, al menos en cuanto a los resultados clásicos —en términos de erección y orgasmo— se refiere. En cambio este aspecto no lo echan en falta las mayores que probablemente han evolucionado hacia una sexualidad más complaciente y menos finalista. Hacia una nueva sensualidad.

> Tenemos menos relaciones sexuales, pero mantenemos el acercamiento físico, nos tocamos de un modo más cariñoso.

Los estudios al respecto identifican asimismo la incidencia de otros aspectos, como el soporte emocional y afectivo ajustado a las necesidades que el compañero sea capaz de ofrecer, o las diversas drogadicciones —entre las que el alcohol se lleva la palma— y los problemas psicológicos que sufra. También influye la pérdida de

---

[20] Kinsey, Alfred C., Wardell N. Pomeroy, Clyde E. Martin y Paul H. Gebhard, *Conducta sexual de la mujer*, Buenos Aires: Siglo XX, 1953/1967.

interés de la pareja por el contacto sexual, por lo que hay quien afirma que es ella la que tiene que llevar la iniciativa, tratando de que no se extinga por completo este espacio de comunicación.

Aspectos más personales, como el cansancio, el estrés y el exceso de trabajo e incluso la falta de salud, se consideran elementos disuasorios en la actividad sexual o al menos se reconoce que afectan a esta esfera vital, más allá de la mera explicación circunscrita a la situación hormonal; aunque no es menos cierto que los sofocos y la sequedad vaginal también pueden influir coyunturalmente de forma negativa.

La sexualidad actual

Aunque los sueños eróticos no están reservados a la juventud y se tienen a todas las edades, la construcción patriarcal de la sexualidad pone a las mujeres —a partir de la menopausia— en los márgenes de una sociedad que las define como asexuales, carentes de todo encanto y atractivo, sin necesidades pasionales. Ello dificulta claramente el asunto, tanto para que las mujeres mayores *se atrevan* a mostrar sus deseos y poner los medios para llevarlos a la práctica, como para que sientan que están *autorizadas* por la sociedad para hacerlo.

Yo, sinceramente, preferiría continuar siendo objeto de deseo (naturalmente sujeto de deseo sigo siéndolo) y no percibir que «en el mercado del sexo» una *chica* de mi edad está absolutamente devaluada (excepto por quien tenga unos quince años más que yo...).

El doble estándar del envejecimiento que con tanta lucidez había definido Susan Sontag sigue marcando la falta de poder social de las mujeres mayores, en lo que se refiere a sexualidad y visibilidad, con la consiguiente ausencia de oportunidades externas e internas, para conseguir validar su sexualidad en la edad mayor.

La posible «falta de ejercicio» sexual se debe a falta de oportunidades sociales.

También se reconoce que el diseño que el sistema de género ha hecho del atractivo femenino mella la confianza de las mujeres en su capacidad de seducción y nos pone en una posición de menor poder efectivo.

El hecho de sentir que raramente eres deseada por otras personas a mí me influye en sentirme menos exuberante, activa sexualmente, seductora.

Y, lo que es más importante, nos sitúa en una posición devaluada en las relaciones de poder que están en juego en los diferentes entornos de influencia personal y profesional.

Disminuye el poder «contractual», incluso en las relaciones con tu pareja.

Hay quien consigue liberarse de estas presiones y afirma su capacidad de autoservicio y acción placentera.

Estoy apta para complacerme y dar placer.

Un asunto no menor es el hecho de que en algunas mujeres se produce una transformación del objeto de deseo. Ahora pueden permitirse reconocer el atractivo que otras mujeres ejercen sobre su erótica. De hecho, algunas se dan permiso para reconocerlo cuando esta posibilidad aparece en su espacio emocional. Lo cierto es que muy pocas mujeres lo consignan, aunque algunas sí apuntan que, a pesar de su tradición heterosexual, han sentido deseos lesbianos o la curiosidad por explorar nuevos espacios de deleite sexual. Otra cosa es que los hayan puesto en práctica o hayan buscado la manera de satisfacer tales deseos.

Las posibles variaciones en mis deseos sexuales no estuvieron relacionadas con la menopausia sino con la falta de estímulos suficientemente atractivos para enardecer mis deseos y el permiso interno para acceder a otras fuentes de placer sexual.

Sin sexo

Por deseo personal o por coyuntura obligada, un buen número de mujeres viven sin tener una relación sexual en la edad mayor. Dejar de tener relaciones sexuales también puede ser una opción activa de sexualidad, similar a la de desearla o buscarla. Una opción perfectamente válida, cuando proviene del deseo personal y no del desencanto o la ignorancia, del miedo, la vergüenza o la falta de oportunidad.

Algunas mujeres han vivido penosas vidas sexuales, así que la menopausia se presenta como una oportunidad para prescindir de esta parcela de su vida que les ha proporcionado pocas alegrías y más de un disgusto. Han gozado poco, nunca han explorado su cuerpo con placer y tranquilidad, tampoco se han atrevido a iniciar o sugerir. Las dificultades en la relación, la falta de salud o un pasado en el que han vivido abusos por parte de la pareja son algunas de las razones que pueden llevar a determinadas mujeres a tomar esta decisión. El sexo era un mandato, la menopausia se presenta como la liberación.

> He aprendido a tener otra relación con el sexo, no sexo carnal. En este momento no tengo ningunas ganas de sexo. Mis intereses están en otras cosas, estar tranquila, tener tiempo para mí, tener relación de amistad y compañía con mi pareja, disfrutar de la naturaleza.

Otras optan por prescindir de esta dimensión en sus vidas desde la libertad, tras evaluar los pros y los contras de lo que supone mantener abierta esta ventanilla. Al menos temporalmente. Nunca se sabe.

> Es como si mi libido hubiera pasado a un segundo plano. Me divorcié y no tengo pareja estable, pero no tengo ningún deseo de tenerla.

El cerebro es un potente órgano sexual que nos puede permitir vivir la sexualidad de diversas formas, más allá de la conocida genitalidad. Hay mujeres que han optado por dirigir su energía hacia otros espacios de expresión, hacia otros proyectos y personas, y han conseguido tener una relación diferente con la sexualidad. Sin sufrimiento, como un devenir natural.

Tengo mi eros puesto en diversas personas y proyectos: trabajar menos, tomarme la vida de otra manera, disfrutar de las amigas, dibujar, dedicarme más al feminismo. Reemplacé el erotismo por el deseo de comer y me convertí en una cocinera bastante buena... El sexo por el comer...

Hay quien destaca otras actividades de contacto interpersonal y afectivo.

... rascar la espalda, dar masajes, acariciar...

Muchas mujeres mayores se niegan a establecer relaciones sexuales con hombres viejos. Lo hacen mostrando su autonomía e independencia emocional y sexual, como respuesta a los condicionantes con que nos encontramos las mujeres, derivados de una sociedad que desde la mediana edad estigmatiza el cuerpo femenino, etiquetándolo de «no deseable». Tienen todo el derecho. Una razón subyacente es su negativa a cargar con la intendencia y el cuidado de hombres que buscan establecer una relación pseudoafectiva que incluya la resolución de su vida cotidiana, algo que ellas no están dispuestas a asumir.

Uno de los secretos mejor guardados

La sexualidad de las mujeres mayores es uno de los secretos mejor guardados.[21] Históricamente, a la investigación no le ha interesado entrar a fondo en este tema, una prueba fehaciente del edadismo investigador que nos rodea. No le interesa la vida de las mujeres

---

[21] Freixas, Anna y Bárbara Luque, «El secreto mejor guardado. La sexualidad de las mujeres mayores», *Política y Sociedad*, 46 (1-2), 2009, pp. 191-203.

mayores, de las ancianas, y menos aún conocer cómo se lo montan en la cama.

Llama la atención el hecho de que son las mujeres que más años llevan en la menopausia las que manifiestan una mejora más clara en su vida sexual. De sus palabras —en comparación con las de aquellas mujeres que llevan menos tiempo en ella— se infiere que han detectado menos cambios en su sexualidad, de lo que podemos deducir que siguen en activo y que a lo largo del tiempo se puede tener un deseo similar. Cae así el mito de la relación directa entre menopausia y asexualidad. Quizás porque son ellas las que enfatizan el valor que tienen en la sexualidad la imaginación, la fantasía, la búsqueda de nuevos placeres, como antídoto contra la rutina y la monotonía de la erótica mantenida con una misma pareja a lo largo de los años, también son ellas las que más mejoras detectan con el paso del tiempo: se sienten con mayor espontaneidad, especialmente cuando han conseguido superar las ideas conservadoras que constreñían su disfrute. Ahora se deleitan en una sexualidad más tranquila, más pausada, menos compulsiva, más hedonista y, sobre todo, para ellas la erótica se hace más libre con los años. Al perder el miedo al embarazo, pueden ser más atrevidas, más picaronas, tener relaciones desde su libertad.

> Mi sexualidad ha mejorado a partir de las rupturas que he hecho con enseñanzas conservadoras que me impedían disfrutar.

Pues sí, la edad parece que no nos aleja indefectiblemente del deseo, del placer, del disfrute de nuestro cuerpo, de nuestro significado personal. Nos hace más tranquilas, más sabias, más calmas, sí. Y ello nos permite disponer, a más edad, de menos drama y más encuentro con nosotras mismas.

Ponemos más distancia en la mirada y la evaluación de la menopausia.

No es tan fiero el león como lo pintan

«Nada de lo que nos habían contado sobre la menopausia ha terminado por ser cierto».

CARME VALLS,
en conversación, 2006

No nos acercamos a la menopausia con la mente en blanco. Desde muchos años antes vivimos inmersas en una cultura que la define como una «etapa crítica» y nos aproximamos a ella con un buen surtido de temores que hemos ido interiorizando por diversas vías: la experiencia de nuestras madres, el saber popular, la vivencia de nuestras amigas, el discurso médico, los medios de comunicación, la publicidad, entre otros.

Los estereotipos básicos acerca de la menopausia incluyen dos grupos de temores que aparecen claramente reseñados en las narrativas personales:

a. La menopausia marca el inicio del envejecimiento.
b. Los cambios hormonales producen una serie de alteraciones que básicamente se centran en los huesos, el sistema cardiovascular, los sofocos y los cambios anímicos de diversa índole; la sexualidad y la mente peligran.

Todos los estudios acerca de las ideas y creencias sobre la menopausia nos indican que cuanto más jóvenes son las mujeres, peores son sus predicciones acerca de ella. Lo mismo ocurre con los hombres de cualquier edad que suelen tener mitificada en alguna parte de su cerebro y de sus órganos sexuales la menstruación como signo de juventud.

La verdad es que anteriormente hablé más de ella de lo que en realidad supuso de cambio para mí.

Dadas las características negativas de los estereotipos sociales acerca de la menopausia, no es de extrañar que nos acerquemos a ella pensando que, a partir de este momento, se producirán diversas catástrofes en nuestro cuerpo y en nuestra vida: según las previsiones agoreras, se inicia el tan temido principio del fin.

Pero... ¿y los problemas que me contaron que podía tener? Más espera, pero no ocurrió nada llamativo...

Quienes ya han pasado por esta experiencia la valoran de diversas formas, unas mejor y otras peor, en función de su experiencia.

Desde los 38 años estaba aterrada... hasta que presté atención a mi genealogía y mis experiencias y recordé que ni mi madre ni mi abuela tuvieron sofocos..., yo tampoco los tuve.

TENER O NO TENER TEMORES	Jóvenes %	Medianas %	Mayores %	Total %
No tenía, no recuerdo temores. Etapa natural. Cargada de leyendas	47,62	58,06	45,16	51,85
No tenía temores y se han cumplido otros	7,14	1,61	9,68	5,19
Se han cumplido todos y más	0,00	1,61	0,00	0,74

Supone, pues, una excelente noticia que más del 50 % de las mujeres de nuestra investigación aseguren que no llegaron a la menopausia con temores previos. No tenían en su imaginario una idea claramente negativa acerca de ella. Estupendo. También hay quienes no tenían temores y, sin embargo, lo han pasado regular y quienes sí los tenían y los han experimentado con todo lujo de detalles. Vaya.

Se han cumplido los temores que tenía y alguno más que no tenía.

Envejecer es la palabra

En nuestra sociedad para ser considerada bella una mujer debe disponer de dos rasgos: juventud y delgadez. Ambos son de difícil consecución a medida que pasan los años. El primero porque resulta un oxímoron evidente: cuanto más mayores somos, menos jóvenes somos. Y la delgadez también puede considerarse una difícil meta, puesto que con el cambio hormonal quemamos menos calorías, es fácil tener una vida más sedentaria, ya que no nos educaron para el deporte y la actividad física y tampoco ahora hemos aprendido a enmendar nuestra relación con la comida y la alimentación. Total, la cosa se pone difícil.

Envejecer con tranquilidad y dignidad es un sueño no del todo fácil de realizar.

Los mensajes que había recibido una de cada tres mujeres indicaban que la menopausia implica la entrada en la vejez.

Los temores se relacionan con los fantasmas de la vejez.

El estereotipo básico indica que hemos dejado de ser jóvenes, pero, además, sugiere la idea de que con la menopausia se inician diversos deterioros de carácter físico que afectarán a nuestro futuro más o menos inmediato.

No me agrada ver las arrugas, la flaccidez... Lo vivo como señales del comienzo de la decrepitud. Me sitúa frente al envejecer.

TEMORES NO CUMPLIDOS Envejecer y pérdida de atractivo sexual	Jóvenes %	Medianas %	Mayores %	Total %
Pérdida de juventud, deterioro, peor aspecto físico, arrugas, engordar, masculinización, falta de deseo de la pareja, menor atractivo sexual	38,10	19,35	45,16	42

Por lo tanto, el gran temor es la dependencia, el deterioro, sentirse inútil —idea que se vincula con la antigua creencia que otorgaba valor a una mujer en función de su capacidad reproductiva y sobre todo del cumplimiento del papel de «seres para los otros» en el que nos hemos socializado—. Sin embargo, el pánico se centra en el capítulo de la belleza. Ser vieja se asimila a la idea de ser forzosamente fea. Este es uno de los logros mejor conseguidos de nuestra sociedad edadista en su campaña contra las mujeres. Para ellas ser mayor incluye, además, perder la lozanía juvenil, la esbeltez y la delgadez.

Tenía un secreto temor: dejar de ser atractiva. La sorpresa ha sido que no me importa mucho y yo diría, y mi entorno me confirma, que tengo ahora otro tipo de atractivo.

Todo ello produce temor porque conlleva la pérdida del atractivo sexual y la falta de deseo por parte de la pareja. La expulsión del mercado afectivo y sexual. Así, no es de extrañar que la menopausia sea algo que temer.

Temía que se notara, que tuviera un rótulo en la frente: «Esta mujer es una menopáusica».

El desprecio que nuestra sociedad edadista siente hacia las mujeres a medida que se van haciendo mayores y menos atractivas para su imaginario sexual anclado en los 20 años se muestra en ciertas agresiones en forma de insultos; así, el término *menopáusica*, que nos estigmatiza y resulta deshonroso y peyorativo, ya que incluye una constelación de prejuicios negativos. Sin embargo, y esta es la buena noticia, estos temores no se han hecho realidad para un buen número de nuestras participantes, quienes, desde el otro lado de la experiencia menopáusica, los relativizan.

En el monte también hay orégano

«*Sé por experiencia que las mujeres que están atravesando la tormenta menopáusica no se pueden creer que después de verdad llegue la calma. Y no una calma cualquiera, sino una calma más dulce y estable que cualquier otra que puedan recordar*».

ELENA ARNEDO[1]

Dado que hasta el momento el grueso de la literatura suele centrarse en los inconvenientes y las amenazas que nos acechan a partir de la menopausia, me parece muy ilustrativo poner en común lo que se vive como ventajas o mejoras que se atribuyen a esta transición vital; todo ello con el fin de poder elaborar un mapa más completo de la realidad en el que se incluyan los aspectos negativos y los positivos, ya que en el monte también hay orégano.

Una transición positiva o simplemente neutral

En nuestra cultura, una buena parte del discurso médico sobre las mujeres se ha centrado de manera obsesiva en la menopausia y en las consecuencias que la falta de estrógenos puede depararnos a largo plazo, en términos de salud. Desde la mirada feminista, en cambio, se propone otra perspectiva diferente, que sugiere que un número importante de mujeres viven la menopausia como una transición natural, positiva o simplemente neutral y que celebran su llegada. Para muchas supone la liberación del

---

[1] Arnedo, Elena, *La picadura del tábano. La mujer frente a los cambios de la edad*, Madrid: Aguilar, 2003.

miedo al embarazo y de las molestias asociadas a la contracepción, a la menstruación y al síndrome premenstrual, y la despedida de las hemorragias tremendas —elementos todos ellos que desaparecen felizmente cuando termina la regla—. Pero, sobre todo, disfrutan de la oportunidad que se les presenta en este momento de dar un cambio a su vida.[2]

Hasta hace pocos años no se informaba de los efectos positivos de la menopausia. Es probable que no se tratara de una estrategia diseñada intencionadamente, sino que el discurso dramático y el paradigma de género acerca de la feminidad estaban tan arraigados que ni siquiera se pensaba que pudiera haber algo que celebrar en esta transición. Sin embargo, hoy sabemos que hay otras maneras más relajadas de interpretar el cambio biológico del devenir mayores.[3] La renovación puede ser vista como una sabia manera que tiene nuestro cuerpo de protegernos, de forma natural, de embarazos no deseados y peligrosos a determinadas edades y de defendernos del estrés físico de la reproducción, en un momento en que empieza a envejecer.

Sobre este tema, resulta interesante observar las contradicciones culturales con que nos enfrentamos ante el hecho de que en la actualidad las mujeres pueden ser madres a edades bastante avanzadas gracias a la tecnología y los avances médicos. Una buena parte de las mujeres sentimos un cierto escalofrío ante lo que puede significar, en términos de esfuerzo, cuerpo y proyecto personal, tener criaturas a los 50 años, cuando las duras tareas de maternaje parecen hacerse cuesta arriba. La respuesta social ante esta posibilidad —teñida del prejuicio del doble estándar del envejecimiento— suele ser de rechazo. Sin embargo, no ocurre lo mismo cuando es el varón el que —normalmente con una esposa joven— tiene criaturas a edades aún más avanzadas, algo que se produce con gran frecuencia. Este caso, por el contrario, se lee como signo de virilidad y vigor juvenil y, por otra parte, reconoce

---

[2] Dillaway, Heather E., «(Un)changing menopausal bodies: How women think and act in the face of a reproductive transition and gendered beauty ideals», *Sex Roles*, 53 (1/2), 2005, pp. 1-17.

[3] Lock, Margaret, «Anomalous ageing: Managing the postmenopausal body», *Body & Society*, 4(1), 1998, pp. 35-61.

la enorme diferencia de esfuerzo físico que se da entre maternidad y paternidad.[4]

Más allá de los cambios corporales que tenemos que afrontar durante la renovación y que nos suelen inquietar a casi todas las mujeres, algunas viven y evalúan la menopausia como la entrada en un *buen* estadio de la vida, mejor y más despreocupado que los anteriores.

Siempre se ha dicho que los cambios en la menopausia deben ser parecidos en intensidad a los de la adolescencia. Mientras que en la adolescencia estás tan enloquecida que no te das cuenta de casi nada, la menopausia ofrece una oportunidad de introspección y observación que no puede desaprovecharse.

El fin del periodo reproductivo puede ser —y de hecho es— algo placentero y deseable para muchas mujeres. Lonnie Barbach[5] afirma: «Después de la menopausia muchas mujeres empiezan a sentirse la mar de bien. Informan de menos síntomas, físicos y/o psicológicos, que en cualquier otro periodo de su vida». Es decir, se sienten mejor de salud que cuando eran más jóvenes. Disponen de más tiempo, más confianza en sí mismas y renovadas energías para hacer lo que ahora les parece importante.

He tenido muchos cambios favorables. Me siento más segura de mí misma, pero no puedo atribuirlo solo a la menopausia.

La realidad es que la situación personal y laboral de las mujeres de hoy en día hace que prestemos poca atención a la transición, puesto que cuando llega estamos ocupadas en tareas vitales de gran trascendencia. La crianza cada vez más tardía que nos sitúa en muchos casos a los 50 años en plena función maternal con criaturas en edad escolar; el cuidado de nuestros progenitores longevos

---

[4] Chornesky, Alice, «Multicultural perspectives on menopause and the climateric», *Affilia*, 3(1), 1998, pp. 31-46.
[5] Barbach, Lonnie, *The pause: Positive approaches to menopause*, Nueva York: Dutton, 1993, p. 78.

y necesitados de nuestra mirada; una complicada posición en el mercado laboral, en plena ebullición profesional; y estrenando el gusto recién descubierto por la vida propia —si es que con tanto afán nos queda aún tiempo para ella—. Todo ello hace que el cese de las menstruaciones se produzca de manera natural y el futuro se vislumbre prometedor.

Me siento con mucha energía para realizar varios proyectos personales que he ido posponiendo a lo largo de los años. Siento que ha llegado el momento de preguntarme qué es lo que yo quiero en esta etapa de la vida y hacerlo posible, ¿si no, para cuándo?

No cabe duda de que justamente en la edad mayor se produce un crecimiento psicológico que es reconocido y celebrado por muchas mujeres que a estas alturas ya no están demasiado pendientes de hacer lo que *conviene* a una mujer de edad, sino que escuchan sus deseos y los ponen en práctica. Mujeres que observan una mejora personal en términos de una mayor autovaloración, al ser capaces de reconocer sus saberes y ponerlos en valor.

Los aspectos positivos no los ligo a la menopausia, sino a la edad, que me ha dado una mayor serenidad a la hora de enfocar situaciones y también en las relaciones.

Si entendemos la menopausia como un hecho coyuntural veremos que en este momento histórico concurren determinados acontecimientos que pueden ser vividos de maneras diversas, no forzosamente negativas. Así, el llamado «nido vacío» —que nos asigna un espacio en el corral doméstico— supone para muchas mujeres una liberación, por mucho que socialmente se espere que se viva la maduración y partida de los hijos e hijas con tristeza. Al fin y al cabo, que la prole se vaya de casa, haga su vida y tenga independencia y autonomía es un logro que muestra la eficacia y el éxito de la crianza.

También ocurren en este tiempo otras coyunturas conflictivas que afectan a la vida de las mujeres. Por ejemplo, la posible pérdida de la pareja a causa de la separación, el divorcio o la muerte, que puede implicar un fuerte impacto emocional y la disminución de la confianza y seguridad personales. Si durante los años jóvenes no hemos sabido ir tejiendo y sosteniendo la red de apoyo necesaria para la vida, cuando nos encontramos con los divorcios y separaciones podemos tener fuertes sentimientos de soledad o sufrir dolorosos sentimientos de abandono. Sin mencionar que para muchas mujeres la pérdida de la pareja puede suponer un quebranto económico importante, dadas las escasas previsiones que al respecto hemos sabido hacer cuando éramos jóvenes y estábamos a tiempo. Entonces no nos pareció necesario atar corto el tema del dinero, porque el amor todo lo podía y en muchas ocasiones no nos parecía estético. Ahora, pasados treinta años, nos encontramos fuera del mercado laboral y con las habilidades para ganarnos la vida mermadas.

Sin embargo, disponemos de un capital delicioso, una fuente de apoyo y reconocimiento de gran valor estratégico y espiritual. Desde hace muchos años las mujeres aprendimos a compartir nuestros desvelos. Los grupos de autoayuda nos permitieron un excelente entrenamiento en la comunicación íntima y nos enseñaron a nombrar lo que nos ocurría. Ahora, en la menopausia, poder compartir con otras mujeres las emociones, sensaciones y vivencias nos facilita acompañar la experiencia y nos ayuda a transitarla con elegancia. Nos ofrece la impagable sensación de ser parte de una comunidad de cuidados, de disponer de una red que nos apoya, como diría Betty Friedan.

Paz hormonal

El ciclón de las hormonas se va tal como vino, y con la desaparición de la menstruación se disipan algunas de las molestias que nos han acompañado en el periodo fértil de nuestra vida.

MEJORAS FÍSICAS	Jóvenes %	Medianas %	Mayores %	Total %
No molestias hormonales, la regla como molestia	61,90	48,39	48,39	52,29
Otras molestias menos	16,67	19,35	9,68	16,30
Mejora física, corporal y belleza	11,90	16,13	12,90	14,07

La menopausia nos libra de la regla, un ingrediente de nuestras vidas que una de cada dos participantes considera en la mediana edad simple y llanamente una molestia. Ahora nos encontramos libres de sus incomodidades, tanto en nuestro cuerpo y nuestra psique como para las actividades de la vida cotidiana como hacer deporte o viajar.

No tengo dolores menstruales, ni lloro cuando se rompe un plato los días premenstruales.

Es muy llamativo el gran número de mujeres de todas las edades que hace estas afirmaciones: en total más del 50 % viven la desaparición de la regla como un claro alivio, cifra que, en el caso de las mujeres que hace menos tiempo que viven sin ella, llega a ser del 61,90 %.

Estabilidad física, sin sensación de cuerpo cíclico. ¡Qué descanso!

En numerosas ocasiones no se entra en detalles para expresar esta sensación y vivencia de mejora, simplemente se reconoce la menstruación como algo incómodo para la cotidianeidad y se afirma que ahora, sin ella, se vive mejor. En gran medida porque en este proceso de desaparición de la regla se volatilizan algunas de las molestias de tipo hormonal que nos habían acompañado durante mucho tiempo, especialmente el síndrome premenstrual, con los dolores subsiguientes en pecho, ovarios y la hinchazón. Ahora en nuestro cuerpo reina una desacostumbrada paz hormonal.

Noto lo que llamo «la paz hormonal», que se caracteriza por un bienestar conmigo misma.

Además, al no menstruar mensualmente, empezamos a superar la anemia que hemos sufrido durante tantos años; con ello también se produce una mejora en el estado de ánimo y la vitalidad y una disminución de las taquicardias. Disfrutamos de mayor energía.

He dejado de tener taquicardias por la anemia que me acompañó en los últimos años por exceso de menstruación.

Otras dolencias que algunas mujeres han sufrido durante largos periodos de tiempo, como las cefaleas, también suelen desaparecer, contribuyendo así al bienestar físico de la postmenopausia.

Me siento ahora con más energía incluso que antes.

Si bien muchas mujeres consideran que con la menopausia cambia el sistema endocrino y, por lo tanto, se produce una tendencia a engordar —cosa que suele preocuparnos bastante—, también reconocen que se adquieren determinadas cotas de estabilidad y que estas nos permiten reconciliarnos con nuestro cuerpo. Así, me parece interesante destacar el hecho de que algunas participantes afirman que han logrado una estabilidad física, incluso en el peso, y que ahora, después de las insatisfacciones corporales de la juventud, empiezan a gustarse, se ven más atractivas, más guapas y se sienten con un mayor dominio de su cuerpo. Albricias.

Me veo mayor pero guapa.

Es un proceso que contradice descaradamente los mandatos del mito de la belleza, que tiene en la juventud y la delgadez sus mayores exigencias. Ello se produce en el nada despreciable porcentaje del 14,07 % de todas las mujeres y es incluso mayor en aquellas que llevan ya algunos años en la menopausia y se han desprendido de las molestias más inmediatas que la rodean, pero no acusan aún en su cuerpo los signos más evidentes de la edad mayor.

Me veo más atractiva y mi pareja también.

Me parece un asunto importante a tener en cuenta, porque este bienestar corporal permite una presencia física y social importante. Solamente si nos gustamos podemos mostrarnos, elegir, actuar, hablar, nombrarnos. Un logro, de gran calado, en términos individuales y también sociales, en la medida en que permite la generación de modelos para las mujeres más jóvenes que pueden mirar la menopausia y el hacerse mayores como un interesante camino que recorrer.

Paz interior

Otras ventajas de la menopausia de las que dan cuenta nuestras participantes tienen que ver con los aspectos psicológicos, emocionales, personales e internos.

MEJORAS PERSONALES	Jóvenes %	Medianas %	Mayores %	Total %
Psicológicas	47,62	41,94	19,35	38,52
Emocionales	28,57	25,81	9,68	22,96
Sociales y relacionales	14,29	1,29	3,23	10,37

La ya señalada «paz hormonal» se vive también como una fuente de mayor equilibrio emocional, de manera que, gracias a ella, ahora se puede poner más distancia a los hechos que nos inquietan. Podemos mostrarnos más pasotas que antes, estamos más tranquilas, menos ansiosas. Contamos con una nueva sensación, la de disponer de más tranquilidad interior, de mayor resistencia a las frustraciones, capaces de relativizar los problemas con mayor facilidad que en momentos anteriores.

Creo que con la madurez, y no forzosamente vinculada a la menopausia, se alcanza un grado de paz y armonía que te ayuda a vivir de una manera más relajada y auténtica. Aprendes a relativizar y a centrarte en los aspectos realmente importantes de la vida. Ganas en seguridad y autoestima y eres más consciente de los aspectos que te interesan de las relaciones. Creo que es una etapa formidable.

El humor se estabiliza, hay menos cambios anímicos y ahora se disfruta de mejor carácter. Parece que la edad tiene bastante que ver con este proceso, como si en los años previos a la menopausia la inquietud emocional ocupara más espacio y, por lo tanto, son las mujeres que llevan menos tiempo en ella las que en mayor medida pueden identificar y reconocer esta ventaja.

Estoy más contenta y a gusto conmigo... aunque no creo que sea a causa de la menopausia, sino de la edad, que te vuelve más centrada en ti misma y menos dispersa.

Junto a este mayor equilibrio emocional se detecta una interesante impresión de disponer de plenitud psíquica y emocional. Cierta sensación de dominio de las situaciones, de madurez, una mejora personal y un mayor autoconocimiento. Las participantes se sienten más seguras, con más recursos personales, se autovaloran más.

Me siento menos impulsiva, más madura emocionalmente, con mayor resistencia a la frustración, más comprensiva; en fin, tengo mayor distancia emocional con los malos rollos.

Disponen de un mayor conocimiento personal, reflexionan más sobre sí mismas, se cuidan, se toman en serio y empiezan a sentir que ha llegado un momento en que deben tomar las riendas de su vida. Un interesante camino hacia la afirmación personal.

Lo más positivo es que la menopausia no alteró en nada quién soy, cómo vivo y la felicidad que la vida me inspira.
Apareció un pensamiento propio que siempre estuvo, pero que me daba miedo mostrar.

Como consecuencia de este mayor control emocional, algunas informantes sienten que la renovación ha facilitado también una mejora en sus relaciones sociales. Se perciben como más tolerantes, más comprensivas, con mayor facilidad y fluidez para la amistad. La mayor autovaloración las hace menos dependientes.
Entre las mejoras de tipo global, se reconoce que la menopausia supone una ventaja en la práctica de la sexualidad, puesto que ahora, una vez liberadas de la fecundidad, podemos disfrutar de una experiencia corporal y afectiva más libre y dejar de utilizar los métodos anticonceptivos que resultan poco prácticos y bastante desagradables. Este es un discurso interesante.
Son las mujeres de más edad las que en este sentido se muestran más categóricas (32,26 %). En su época prácticamente no existían

métodos anticonceptivos, de manera que su sexualidad estuvo siempre amenazada. Las más jóvenes, que han dispuesto de mayor libertad y seguridad en este aspecto, valoran menos esta ventaja, a pesar de que también la reconocen. El signo de los tiempos se hace presente en este tema, de nuevo.

> Sentir mi cuerpo mío, sin que pueda ser preñado, me proporciona una vida mía.

MEJORAS PERSONALES	Jóvenes %	Medianas %	Mayores %	Total %
Mejor sexualidad	16,67	29,03	32,26	25,93
Liberación	26,19	17,74	12,90	19,26

Las más mayores celebran las ventajas y descubrimientos de la sexualidad sin miedo al embarazo —apenas dispusieron de sistemas de contracepción seguros—, mientras que las medianas aplauden la liberación del uso de los métodos anticonceptivos de los que han dispuesto, pero sufriendo los inconvenientes de los primeros tiempos en los que las altas dosis hormonales y los olvidos hacían de la píldora un castigo autoimpuesto, sin olvidar las incomodidades del DIU y sus hemorragias.

> Al poder tener relaciones sexuales sin preocupación de anticonceptivos se recupera o, mejor dicho, se aprende a disfrutar del placer.

Por otra parte, una de las consideraciones fundamentales relacionadas con la vivencia de la menopausia se refiere a la liberación psicológica y personal que, coincidiendo con ese momento, han podido disfrutar. Este es un momento en el curso vital a partir del cual podemos sentirnos más libres, más dueñas de nuestra existencia y de nuestro ser; con mayor capacidad para emprender nuevas empresas, más resolutivas, confiadas. Algunas mujeres manifiestan que se sienten más desinhibidas, más descaradas, más autoafirmativas y libres.

¡Lo más divertido es sentir cómo se suelta la lengua!

Ponen en circulación su libertad, no se sienten coartadas por el imaginario de la feminidad que durante años las convirtió en amables esposas. Son las mujeres que la han experimentado más recientemente las que perciben este tipo de mejora con mayor intensidad.[6] Es curioso observar cómo las mujeres que hace más tiempo que han tenido la menopausia señalan mejoras fundamentalmente de carácter físico y sexual y muy pocas de carácter psicológico y emocional. Sin embargo, cuando proponen o relatan las estrategias que les han sido útiles para afrontarla enumeran una larga lista de habilidades de carácter psicológico que tienen que ver con la relativización y la desdramatización de la situación, elementos claves para salir airosas de esta transición.

Ligeras de equipaje

Al margen de las consideraciones más trascendentales, algunas de las ventajas atribuidas a la menopausia son estrictamente de carácter práctico.

MEJORAS CONCRETAS	Jóvenes %	Medianas %	Mayores %	Total %
Materiales/ económicas	4,76	9,68	3,23	6,67
Concretas/ vida más práctica	26,19	16,13	22,58	20,74

Por ejemplo, no tener que comprar compresas supone un ahorro evidente. En nuestro país hasta hace poquísimo tiempo las compresas pagaban el IVA máximo, como los objetos de lujo: los diamantes o los coches. Sin comentarios.

¡Ahorro un pastón en tampones!

---

[6] Heilbrun, Carolyn, *Escribir la vida de una mujer*, Madrid: Megazul, 1988/1994.

También se reconoce que tener que estar pendiente de si viene o no viene la regla resulta incómodo para viajar, para la espontaneidad en las relaciones sexuales, en la medida en que exige un estado de alerta y resulta un inconveniente para la fluidez y ligereza cotidiana. Todo ello desaparece en esta nueva etapa vital.

Otra menopausia es posible

«*La aportación particular de cada libertad es necesaria para la liberación colectiva*».

FRANÇOISE COLLIN[1]

Las mujeres menopáusicas y postmenopáusicas somos muchas y vivimos en bastante buen estado nuestras vidas de seres con edad. Mujeres mayores hoy, que en nuestra juventud nos aseguraron que la función reproductiva era nuestra principal meta en la vida, que disponemos de un cierto nivel educativo y que, en un buen número, nos hemos incorporado al mercado laboral con eficiencia y decisión. Mujeres que, sin embargo, no nos hemos librado de la doble y triple jornada y la llevamos en nuestros cuerpos; la capacidad de negociación con nuestras parejas heterosexuales no ha sido nuestro fuerte.

Por regla general, llegamos a la menopausia poco o mal informadas, especialmente las mujeres que pertenecen a generaciones que han dispuesto de menos oportunidades educativas y que han vivido en tiempos en los que la mujer tenía un único y definitivo valor: el reproductivo. Para ellas la menopausia ha supuesto una dura prueba en términos de pérdida de cotización social y afectiva y la pérdida de todos los componentes de la feminidad.

Reaprender a vivir. Intentar darle la vuelta a un plan de vida que ya no está en función de proyectos familiares ni laborales, sino de aspectos personales.

---

[1] Collin, Françoise, *Praxis de la diferencia. Liberación y libertad*, Barcelona: Icaria, 2006.

Dice Betty Friedan que en un buen envejecer, tanto los hombres como las mujeres nos parecemos cada vez más a nosotros mismos. En este proceso de búsqueda personal, las estrategias que se han promovido desde el feminismo se mueven al margen de la farmacopea tradicional y tienen como objetivo favorecer una búsqueda interior, propiciando las condiciones para que cada una mire dentro de sí y trate de encontrar aquello que necesita, para su cuerpo o su alma, para peregrinar hacia la vejez con elegancia y saber.

Muchas de las cosas que me han hecho feliz me han sucedido (he hecho que me sucedieran) después de la menopausia.

La necesidad de apreciar y valorar todo lo positivo que te da la edad: mejor situación económica, mayor tranquilidad profesional, menos necesidad de demostrar, etc.

Hay cambio, hay molestias, hay desconcierto e incomodidad, sí, y en algunos casos más claramente que en otros. Pero no se hunde el mundo, solo cambian algunas cosas y podemos afrontarlas, buscando estrategias no agresivas y opciones en muchos casos baratas y saludables, que nos permitan mirar de frente lo que nos ocurre. Estrategias que exigen tomar posesión del ser individual de cada una de nosotras y tener en cuenta que lo que nos ocurre se engloba en una vida concreta, que no valen las fórmulas mágicas. Somos seres individuales, cuerpos concretos que hablan.

Algunas de estas tácticas pueden ser tan simples como un descanso adecuado, disfrutar de tiempo libre y prestar más atención y tiempo a la actividad física. Ya en 1741, la poeta Mary Chandler, tras rechazar una propuesta de matrimonio a los 54 años, en defensa de su feliz soledad, recetaba tres remedios para una vida saludable y dichosa en la edad mayor: libertad, tranquilidad y sol.

Al no justificar los vaivenes en el estado del ánimo con la menopausia, he tenido que ahondar más en otros aspectos y razones que no están sometidas al oleaje hormonal, sino al puramente vivencial, relacional o íntimo.

Sentimos, sabemos, intuimos que en este momento de la vida necesitamos elaborar estrategias que nos permitan compartir la experiencia física, psicológica, emocional y social de la menopausia con otras mujeres en situaciones similares y también buscar espacios de relación que eviten el aislamiento y la soledad. Prestar más atención a las distintas formas de vida posibles y a los estilos de relación y contacto que podemos establecer con otras personas significativas que nos ofrezcan espacios de silencio trufados con tiempos de comunicación e intimidad. En definitiva, tomar las riendas de nuestra vida de seres individuales en relación y tomar en serio nuestros cuerpos y nuestra salud.

Apreciar y buscar todas las circunstancias que te dan placer en el terreno de las sensaciones corporales, emocionales, interpersonales, culturales. No permitir que el deber marque casi toda mi vida.

El programa que nos ofrece la industria cosmética y el negocio farmacéutico consiste en hacernos pasar por jóvenes; es decir, aparentar la edad que no tenemos. Negarnos. Alegrarnos cuando nos dicen que no aparentamos nuestra edad. Todo ello puede parecer que nos ayude a mantener nuestra identidad de mujeres todavía jóvenes y atractivas y nos haga sentirnos seguras y aceptadas, a creer que formamos parte del mundo, que seguimos siendo visibles y no somos excluidas y, sobre todo, imaginar que nos alejamos del estigma de la vejez. Mal programa, la verdad, porque nos sitúa demasiado lejos de la realidad de nuestros cuerpos y de las necesidades de nuestras almas. Nos niega la posibilidad de disfrutar en un cuerpo que envejece, de construir un nuevo modelo de belleza y de ejercitar la práctica de la libertad, para nosotras y para otras mujeres mayores o más jóvenes que pueden ver en nosotras un documental sobre la vida futura, suficientemente atractivo y relajante.

Si mirásemos las experiencias menopáusicas dentro del curso natural del ciclo vital y de los acontecimientos que constituyen nuestra vida, incluido el estrés social que rodea las vidas de las mujeres en la mediana edad (pareja que también envejece, jubilación a la vista, criaturas y progenitores demandando), podríamos recurrir a estrategias saludables de toda la vida (dormir más, comer mejor, actividad física, ocio y divertimento) que mejorarían de manera clara nuestra vivencia cotidiana y nuestro cuerpo. Nos resultaría más fácil aceptar los cambios que en él podemos detectar y estar menos preocupadas por las señales que nos alarman.[2]

Recurramos a nuestras madres

«El viaje interior en busca de la sabiduría y la serenidad es tan largo..., pero ninguna señal nos indica el camino».

GERMAINE GREER[3]

Disponemos de pocos mapas de ruta para guiarnos en la comprensión de los profundos cambios que se producen a partir de la mediana edad, para acompañarnos en nuestro esfuerzo por comprender las preocupaciones, los intereses y las necesidades que emergen en este momento de nuestra vida. Hemos carecido de modelos atractivos de mujeres mayores a quienes nos pueda gustar parecernos en nuestro camino hacia la longevidad, aunque en determinados casos las imágenes de que hemos dispuesto han sido potentes y nos han reconciliado con nuestros cuerpos fragmentados.

> No tengo malas imágenes sobre la vejez femenina. Desde niña tuve referentes de mujeres ancianas atractivas, e incluso más bellas que sus hijas, y no me molestaba parecerme a ellas.

Hoy disponemos ya de algunas imágenes de mujeres mayores suficientemente interesantes y potentes para permitirnos pensar que nosotras también podemos envejecer con gracia y elegancia. Germaine Greer dice: «Necesitaba modelos para una mujer que debería aprender a desviar la atención desde su ego físico para centrarla en su alma, pero por más que lo intenté no logré recordar ni uno, así, de improviso».

---

[2] Cousins, Sandra O'Brien y Kerri Edwards, «Alice in menopauseland: The jabberwocky of a medicalized middle age», *Health Care for Women International*, 23(4), 2002, pp. 325-343.

[3] Greer, Germaine, *El cambio. Mujeres, vejez y menopausia*, Barcelona: Anagrama, 1991/1993.

Necesitamos echar una mirada a la genealogía, a la experiencia y la vivencia de nuestras mujeres más cercanas, madres y abuelas, que nos puede ofrecer un conocimiento de primera mano —para bien o para mal—, a fin de transitar esta experiencia con mayor control y tranquilidad. Modelos para ser. Buscamos en ellas información, conocimiento de causa, sabernos parte de una cadena de significado profundo que nos asegura una mirada menos airada sobre esta transición estigmatizada. Invocar la experiencia sin problemas de la menopausia de nuestra madre ayuda a imaginar una transición natural e intrascendente. Igual que cuando nosotras estábamos embarazadas y pensábamos que nuestras madres y todas las demás mujeres habían pasado por el trance del parto, esto nos permitía anticiparlo como algo natural a lo que también nosotras podríamos hacer frente con sabiduría.

Para ser:

> Hablar con mi madre de su menopausia. Me ayuda pensar que mi madre y muchas mujeres más también han pasado por lo mismo.

O para no ser:

> Recordaba las terribles escenas de mi madre en la menopausia. Las discusiones, las escenas de rabia... Aquella situación me impactó tanto que me prometí que eso no se lo haría vivir ni a mi marido ni a mis hijas y traté de que mi comportamiento fuera lo más normal posible.

Una enmienda a la totalidad

Con más o menos información previa, lo que sí es cierto es que las mujeres de nuestro entorno han hecho frente a la menopausia elaborando un corpus teórico-práctico que trata de contrarrestar las imágenes, teorías y premoniciones agoreras con la evidencia de la experiencia no dramática de un número muy importante de mujeres saludables.

Sentirme parte de un gran colectivo de mujeres que se opone al discurso social corriente de: «mujer menopáusica = enferma, vieja, minusválida, acabada, problemática».

También han elaborado una amplia gama de estrategias para vivir esta renovación y sus comparsas. Han cambiado su alimentación, su estilo de vida, sus relaciones, se han acercado a sus cuerpos y a sus espíritus y han mostrado que otra menopausia es posible. Han llegado a la renovación desde la firme resolución personal de reinventarla porque, de la misma manera que no hay una sola menopausia, tampoco hay un conjunto de actuaciones uniforme y consensuado para hacerle frente. El relato de las diversas estrategias que las mujeres han puesto en marcha es amplio. Lo cual indica que se reconoce la necesidad de mantener una actitud activa pero calma ante los cambios hormonales, corporales y estructurales de la edad de la renovación. Vemos que nuestras informantes recurren a una diversidad de opciones que van de la química a lo espiritual, del humor al escepticismo.

> Lo que más me ha ayudado ha sido tomarme este cambio con calma.
> He usado muchas cosas, pocas efectivas.

Ingerir hormonas o pseudohormonas

El debate fundamental en la época en la que nos ha tocado vivir se ha centrado en la utilización o no de la terapia hormonal o de la terapia bioidéntica para aliviar los signos de la menopausia, que se ha convertido en la madre de todas las batallas. Encontramos dos posiciones claramente enfrentadas que hemos descrito ampliamente: una parte de la clase médica y la industria farmacéutica, frente a las pensadoras y médicas feministas. En nuestro pequeño cosmos hallamos también estas dos posiciones: mujeres que han optado por la utilización de los tratamientos hormonales, con mayor o menor éxito, y quienes se han decantado por medicinas y tratamientos alternativos que he denominado «pseudohormonales» y que han tenido un auge importante, especialmente en los últimos años.

Opté por el tratamiento hormonal. Ha sido fantástico. Me ha mantenido «a tope» durante ocho años. Ahora lo añoro. Intenté los parches y me perjudicaron, así que después de evaluar pros y contras, los dejé.

Con el fin de cuidar la salud y también para aliviar algunas de las molestias que se pueden presentar con la menopausia, cada vez más mujeres elaboran estrategias más o menos efectivas, que se sitúan al margen de la farmacopea tradicional. Se decantan por tratamientos alternativos que parten de la consideración del cuerpo como un ente sabio que es capaz de recuperarse de la mayor parte de las situaciones estresantes, siempre que se le conceda la oportunidad.

Desde hace ya algunos años se han ido imponiendo en el mercado diversos productos llamados «naturales» —aunque queda mucho por conocer al respecto— que se presentan como una ayuda frente a algunas de las incomodidades con que nos encontramos. Especialmente a partir del anteriormente citado informe de la Women's Health Initiative (WHI), la industria farmacéutica —aprovechando el clima de inseguridad generado por el tratamiento de reposición hormonal— ha desarrollado algunos productos alternativos que se consideran más seguros, por lo que hoy disponemos de un buen número de opciones de las que desconocemos, sin embargo, el alcance real de sus beneficios. Los estudios sobre los efectos de algunos de ellos, especialmente los fitoestrógenos —tipo soja e hinojo— son contradictorios; en algunos se afirma que estos alimentos mejoran ligeramente los sofocos y otros han documentado cambios en las células vaginales similares a las del estrógeno sintético.[4] Se trata de productos más o menos controvertidos en este momento y que habrá que utilizar con menos alegría y mayor evidencia científica, porque, una vez más, nos vemos engordando la industria menopáusica.

Una buena parte de mujeres se decantan por otras opciones *no oficiales* que se presentan como espacios para la experimentación personal, en su búsqueda de una transición menopáusica

---

[4] The Boston Women's Health Book Collective, *Our bodies, ourselves: Menopause*, Nueva York: Simon & Schuster, 2006.

más armónica: la acupuntura, los remedios herbales, la homeopatía, los suplementos vitamínicos —vitaminas E y B6—, la aromaterapia, los masajes y, sobre todo, determinados cambios en el estilo de vida: menos estrés, menos cafeína, menos tabaco y alcohol, más magnesio, menos sal; una alimentación más frugal, más ejercicio físico, más sexo —o los sustitutivos que al respecto nos hayamos inventado— son algunas de las posibilidades que pueden permitirnos asumir la responsabilidad de nuestra salud, en función de nuestras necesidades concretas.

Las más jóvenes en la experiencia menopáusica —que se encuentran en pleno proceso y sufren más las posibles molestias— son las que informan de un uso mayor de los diversos tratamientos y empiezan a mostrar una confianza progresiva en estos productos no convencionales. Buscan alivio, pero se debaten entre la fe en lo conocido (que, además, se presenta con la bendición de la *ciencia*) y las promesas de lo presuntamente *natural*, que se mira con más o menos confianza. También son ellas las que disponen de más información sobre la renovación como proceso y conocen los debates y controversias acerca de los riesgos y beneficios de los diferentes tratamientos. Hay desconcierto, hay duda, hay búsqueda.

ESTRATEGIAS	Jóvenes %	Medianas %	Mayores %	Total %
Tratamiento hormonal	26,19	20,97	16,13	21,48
Tratamiento pseudohormonal	28,57	16,13	6,45	17,78

Algunas de ellas parten de una posición claramente crítica respecto del gran negocio de la menopausia.

> He pensado que la industria farmacéutica no se va a enriquecer conmigo.

O bien plantean una resistencia a la medicalización propuesta ante una menopausia precoz.

> La solución que me daban era empastillarme para seguir menstruando... Decidí que la naturaleza siguiera su curso.

Mover cuerpo y mente

Estar en forma es una de las mejores maneras de atravesar el climaterio y sus apéndices. Al margen del dilema hormonas sí u hormonas no, hoy podemos imaginar y crear algunos recursos interesantes para el manejo de las dificultades que se han asociado a este tiempo, que se reparten entre las orientadas al cuerpo y las que recurren a aspectos más psicológicos o emocionales.

Entre las estrategias elegidas por una tercera parte de las mujeres, el ejercicio físico es una de las opciones claras. La actividad física variada disminuye el riesgo de determinados problemas de salud y se plantea como uno de los elementos clave en el bienestar psicológico a todas las edades. Constituye un alivio para algunas de las quejas más frecuentes en la transición menopáusica. Algunos estudios indican que determinadas formas de ejercicio físico pueden mitigar los mismos síntomas para los que se prescriben las hormonas en la menopausia. Es más probable que las personas que realizan una actividad regular tengan buenos huesos y bajos triglicéridos en sangre, por lo que tienen menor riesgo de sufrir una enfermedad cardiovascular u osteoporosis; además, mantienen a raya la tensión arterial y la artritis. La actividad proporciona una mejor musculatura, corrige la postura corporal y favorece el equilibrio, con lo que tenemos menos dolores y, sobre todo, disponemos de un cuerpo más ágil que puede tener una reacción más rápida ante una situación brusca e intempestiva y una mayor flexibilidad y agilidad para prevenir las caídas.

El ejercicio físico constituye una estrategia imprescindible para controlar el peso. Amén de que nos ayuda a dormir y descansar mejor, nos pone de buen humor, reduce el estrés y los altibajos en el ánimo. Una vida físicamente activa en la mediana edad promueve nuestra salud física y mental. Al ayudarnos a conectar cuerpo y mente nos hace sentir con mayor energía, mejora nuestra imagen corporal y, de rebote, hace que nos gustemos más, lo cual beneficia nuestra autoestima. Todo ventajas. Además, una generación de mujeres mayores activas y en buen estado físico resulta bastante más barata al sistema de salud; aunque no al negocio farmacéutico, claro está.

¿Qué más queremos? Semejante impacto en términos de salud sería razón suficiente para que en las consultas médicas se recetara, estimulara y facilitara el acceso de las mujeres al deporte; sin embargo, no suele trabajarse con insistencia este aspecto. Claro que venimos de una historia deportiva muy pobre. A las mujeres que hoy somos mayores no se nos educó en el placer del ejercicio físico, de manera que nuestra relación con los beneficios que proporcionan las endorfinas que producen el deporte y la actividad física ha sido muy escasa. A estas alturas nos resulta un poco difícil incorporarnos a un programa de actividades físicas que nos produzcan placer; para algunas nadar o ir en bicicleta supone una dificultad, aunque las sientan como posibles actividades placenteras. ¿Cómo aprenderlas cuando nos creemos demasiado mayores para ello? Afortunadamente, en algunos centros cívicos y asociaciones deportivas podemos encontrar la oportunidad de incorporarnos a ellas.

EJERCICIO FÍSICO	Jóvenes %	Medianas %	Mayores %	Total %
Cuerpo	26,19	19,35	19,35	21,48
Cuerpo-mente	9,52	9,68	9,68	9,63
Total	35,71	29,03	29,03	31,11

Algunas mujeres han optado por actividades exclusiva o fundamentalmente físicas: ir al gimnasio, andar a buen ritmo, nadar, ir en bicicleta, hacer pesas. Estas las he denominado «cuerpo», en la medida en que constituyen lo que tradicionalmente hemos entendido por ejercicio físico. Otras han encontrado alivio en ciertas modalidades de actividad física en las que lo mental desempeña un papel importante, como el yoga, el taichi, el *chi kung*, la relajación, cuyos componentes espirituales permiten una conjunción cuerpo-mente de gran poder personal e íntimo, en este momento crucial de la vida. Actividades que, al exigirnos tiempo y esfuerzo mental para llevarlas a cabo, evitan que dediquemos nuestra energía a añorar el pasado y nos ayudan a entrar en sintonía con nuestro yo actual.

Para el insomnio realizo diversas técnicas de relajación, sobre todo antes de dormir. No quiero acostumbrarme a tomar medicamentos.

Mover el cuerpo, bailar a solas o en compañía al ritmo de músicas que nos transportan y nos ayudan a vaciar nuestra mente del runrún de la cotidianeidad son solo algunas de las diversas opciones que podemos tomar para sentir nuestro cuerpo pegado a nuestra mente.

Tomar las riendas del cuerpo y del espíritu

Las más jóvenes en la encrucijada de la renovación se plantean más claramente la necesidad de cuidarse más, física y mentalmente. Parece como si la llegada de la menopausia actuara a modo de punto de inflexión para tomar las riendas del cuerpo y del espíritu, tratando de minimizar sus efectos presuntamente catastróficos.

Siento un mayor sentido de responsabilidad sobre mí misma, en la necesidad que tengo de cuidarme y fijarme en mí.
Estoy más pendiente de mi cuerpo que antes, de cómo se siente, qué necesita.

La idea predominante es que ha llegado el momento de llevar una vida sana, de cuidarnos y pensar en nosotras mismas, quizás por primera vez en la vida. Para ello nos planteamos la necesidad de estar más pendientes del cuerpo que en otros momentos en los que este era una armadura que nos acompañaba —más bien podríamos decir que iba a nuestro lado— en la carrera cotidiana en la que estábamos inmersas.

La menopausia me ayudó a tomar conciencia de la necesidad de cuidar y fortalecer mi cuerpo con más atención de lo que lo había hecho durante la juventud.

CUIDARME	Jóvenes %	Medianas %	Mayores %	Total %
Alternativas de salud, homeopatía, vida sana, medicamentos nuevos	23,81	9,68	3,23	12,59
Control médico; medicamentos clásicos (calcio, antidepresivos…)	19,04	19,35	3,23	15,56
Cuidar alimentación	28,57	12,90	12,90	17,78
Antienvejecimiento, cremas, ropa	19,04	11,29	9,68	13,33
Total	90,46	53,22	29,04	59,26

Algunas informantes optan por buscar apoyo en la medicina tradicional, haciéndose controles más frecuentes y tomando aquellos productos farmacéuticos que forman parte del acervo cultural de la menopausia: calcio —por aquello de la osteoporosis—, así como ansiolíticos y antidepresivos, que es la solución que desde la clase médica se nos ofrece como paliativo al malestar inespecífico que podemos sufrir en este momento de la vida. Aunque ahora todo se mueve y lo último que nos hace falta es que adormezcan nuestro espíritu, necesitado de la máxima alerta para reconducir con éxito los caminos tortuosos de nuestra historia afectiva, profesional y económica.

Para las alteraciones de humor, mi mejor estrategia ha sido darme cuenta de ello.

Todo ello dentro de la reflexión central acerca de que ha llegado el momento en que, quizás por primera vez, pensamos que debemos hacer un alto en la carrera hacia ninguna parte y tomar medidas que nos acerquen a nuestros cuerpos y nuestras vidas.

Gustar gusta

Bajo el paraguas de un mayor cuidado y muy relacionada con otras estrategias que tienen que ver con la belleza o la lucha contra el fantasma de la vejez, se encuentra la determinación de cambiar el estilo de alimentación. Algunas optan por hacerse vegetarianas, pero sobre todo se hace evidente la necesidad de controlar la ingesta, comiendo menos y mejor, con el fin de contrarrestar la tendencia a coger peso que se da con el cambio hormonal. Perder peso es una de las mayores preocupaciones de las mujeres después de la menopausia cuando, en la medida en que nuestro sistema endocrino quema menos calorías, tenemos más facilidad para engordar. Un estilo de vida en el que se incluyen el ejercicio físico y una alimentación saludable y controlada supone un elemento imprescindible en este momento personal.

> Mantenerme en el peso de siempre, comiendo equilibrado.

En este mismo ámbito se reseñan otras estrategias dirigidas al mantenimiento de una imagen corporal con la que podamos seguir identificándonos. El programa de belleza de nuestro cuerpo incluye tratamientos para la piel y la depilación facial y corporal. La cirugía, esta tentación milagrosa, nos pasa por la cabeza para acabar de una vez por todas con todo lo que nos martiriza: los pechos, las arrugas, los depósitos de grasa. Todo extirpado.

> No acepto cirugías, soy como soy.

Las estratagemas de belleza se plantean de una manera más decidida en los primeros tiempos de la menopausia en los que el «pánico menopáusico» es más acuciante. Identificarnos con la nueva imagen corporal a veces cuesta trabajo, ancladas como estamos en el imaginario juvenil del mito de la belleza.

> Intento identificarme con mi nueva imagen aunque me está costando trabajo.

Luchar contra el envejecimiento tomando antioxidantes, vitaminas A y E, aceite de onagra y otros productos similares, cuyos supuestos efectos se relacionan con el antienvejecimiento, suele ser una práctica habitual. También el uso más intensivo de cremas y productos de belleza que, junto a la renovación del vestuario, se espera que contribuya a minimizar algunos de los efectos del cambio físico que se percibe o que simplemente se teme a partir del descenso hormonal.

Gustar, esta asignatura siempre pendiente, no resulta fácil de superar en la edad mayor. Sentimos que no reunimos los requisitos del imposible deber de la belleza y para afrontar la exclusión afectivo-sexual con que nos encontramos, algunas se proponen demostrar en vivo y en directo que siguen resultando atractivas a otros u otras. Tratan de retar el doble código del envejecimiento y crear nuevas realidades que puedan invertir el modelo.

> Tener relaciones sexuales con hombres más jóvenes.

Se pone en tela de juicio la supuesta relación indefectible entre menopausia y pérdida del deseo y gracias al despliegue de nuestras estrategias de seducción, podemos vivir una sexualidad renovada. Más allá de la burocracia sexual de las relaciones de larga duración en las que la pasión ha dejado paso a la sensualidad amable: gustar gusta.

> Con una nueva pareja la sexualidad sería diferente. Nada tiene que ver la menopausia con el deseo sexual, sino el tiempo que llevas con la misma persona.

Desdramatizar y otras habilidades

En la medida en que la menopausia se reconoce como una experiencia contextual —algo más que un estricto bajón de hormonas— numerosas mujeres hacen propuestas que inciden en la eficacia de la actitud personal con que nos enfrentamos a ella y destacan el papel que desempeñan las estrategias de carácter psicológico. Señalan la conveniencia de recordar que se trata de molestias pasajeras que al cabo de un tiempo desaparecerán y que su vivencia dependerá en gran medida de nuestra capacidad de mirarlas bajo el prisma de esta variable temporal.

> Perderles el miedo a esas molestias que seguro pasarán o se minimizarán, se espaciarán.

ESTRATEGIAS PSICOLÓGICAS	Jóvenes %	Medianas %	Mayores %	Total %
Relativizar, desdramatizar. No pensar, ignorar. Tener paciencia. Aceptar	9,52	19,35	48,39	22,96

Llama la atención el hecho de que casi el 50 % de las mujeres que llevan más años en la menopausia ensalcen las virtudes de la desdramatización. Señalan que lo que más les sirvió para transitarla fue su capacidad de relativizarla, de no pensar demasiado en ella, de tener una actitud despreocupada y algo pasota, aceptando las posibles dificultades con paciencia y a sabiendas de que con el tiempo desaparecerán. Aceptar la renovación como un hecho natural en la vida. Elementos todos ellos que suponen un buen antídoto frente a la dramatización de los posibles problemas.

He experimentado que lo que sirve son los pensamientos positivos, la armonía con el mundo, el relativizarlo todo, el tomarse las cosas con calma y el concederse regalos a sí misma.

Todo ello requiere estar bien anímicamente y tomarnos en serio nuestro bienestar personal y trabajarlo.

Intentar reírme de los cambios físicos.

ESTRATEGIAS AUTOAFIRMATIVAS	Jóvenes %	Medianas %	Mayores %	Total %
Autoestima, terapia, conocerme más, trabajo personal, tiempo para mí	19,05	11,29	9,68	13,33

Un objetivo claro será mejorar nuestra autoestima y poner los medios para lograrlo: buscar ayuda psicológica, trabajarnos personalmente desde una posición reflexiva que nos permita conocer nuestros deseos, validarlos y ponerlos en práctica. Todo ello requiere disponer de un tiempo personal y propio, lo cual significa poner límites a la dedicación hacia los demás. Ponernos en el centro del mundo.

En la misma línea de la desdramatización ya señalada se sitúan las afirmaciones que se refieren a la importancia de plantearse la menopausia con humor y buen talante, valorando las risas compartidas con que hacer frente a las situaciones o momentos más o menos desagradables con que podemos encontrarnos y así poder vivir la experiencia en una comunidad vivencial con otras mujeres.

No pensar tonterías y procurar reír mucho.

INGENIO Y CREATIVIDAD	Jóvenes %	Medianas %	Mayores %	Total %
Soluciones lúdicas/ humor	11,90	12,90	9,68	11,85
Abanico/ destaparse	16,67	3,23	9,68	8,89

Tener una actitud positiva, ir a bailar, llevar a cabo actividades con el objetivo de divertirse, poner en juego el sentido del humor y tomar a broma la situación, compartir la experiencia con otras mujeres que pasan por lo mismo. Todo ello se reconoce como estrategias de gran valor, que contribuyen a una vivencia menos abrumada de las posibles molestias de la menopausia.

Lo único que me salvó fue el humor y la amistad.
Mis amigas y yo ya nos podemos reír de lo que nos pasa.
¡Volvió mi buen humor!

Echar mano de un pensamiento positivo y ponernos en armonía con el mundo, buscar las situaciones vitales que proporcionen placer y placeres: son actitudes que nos permiten obtener el bienestar de cada momento, apreciar y valorar lo positivo que da la edad, saber distinguir y poner en valor las ventajas de la menopausia.

Aprender a disfrutar de las ventajas que la menopausia también tiene.

Como he señalado anteriormente, dentro de la gama creativa el abanico es un instrumento fundamental para ser utilizado en cualquier momento en que los sofocos se presentan de manera intempestiva e incómoda.[5]

Primero quejarme, después abanicarme.

Otro truco es vestirnos en versión «cebolla», con capas diversas de las que podemos ir desprendiéndonos en función de la temperatura personal que, como sabemos, puede no responder a la que marca el termómetro ambiental. La lana y las fibras se han convertido en tejidos difíciles para nuestra piel y el termómetro corporal. Preferimos el equilibrio del algodón, el lino y las fibras naturales que regulan la temperatura con mayor fluidez.

Las estrategias en la cama son del mismo tipo: ropa ligerita y la posibilidad de destaparse y taparse a conveniencia (que puede dar pie a interesantes negociaciones con la pareja en cuanto a las habitaciones, las camas, la ventana, las noches, el ventilador, el aire acondicionado). Prescindir de las comidas muy especiadas, de las bebidas calientes, del alcohol, de los estimulantes tipo café, té, cola. Todo ello puede servir para disminuir la intensidad y frecuencia de los sofocos.

Cadenas de palabras y redes de apoyo

Algunas participantes apuntan el papel de los vínculos y de la comunicación en este periodo en el que las amigas, la sororidad, el placer de pasear, conversar, compartir, se convierten en elementos de gran valor emocional y estratégico.

Lo único que me ayudó es la solidaridad de las amigas.

---

[5] El abanico, reconocido por numerosas mujeres en la menopausia como una estrategia eficaz, barata y saludable, fue propuesto para ser incluido en las «Recomendaciones» de una «Guía de práctica clínica» elaborada por varias sociedades científicas, pero fue rechazado por falta de «evidencia acreditada», sobre sus beneficios. Agradezco a Ana Delgado su información.

La posibilidad de intercambiar experiencias con otras mujeres que se encuentran viviendo este mismo momento se convierte en un elemento terapéutico importante. Así como en otros tiempos los temas que socializábamos con las amigas eran las criaturas y las coyunturas profesionales, ahora el tema en común es la experiencia menopáusica. Cuando no se ha dispuesto de esta red, se echa en falta y se reconoce que la experiencia vivida hubiera sido diferente si se hubieran podido compartir las inquietudes, las estrategias y los proyectos.

VÍNCULOS	Jóvenes %	Medianas %	Mayores %	Total %
Fomentar la comunicación con las amigas	14,29	12,90	3,23	11,11
Familia, hablar con la pareja	14,29	8,06	3,23	8,89

La familia, las hermanas, la pareja como depositarias de las inseguridades, temores y proyectos también se identifican como fuentes de apoyo y beneficio en este tiempo del ciclo vital. Para algunas mujeres separarse de su pareja y tomar las riendas de su vida ha sido el remedio adecuado a su momento personal.

Mis estrategias: tomar Seroxat y separarme de mi marido.

Queremos tener la menopausia y poder mostrarla

La construcción de los procesos femeninos como algo vergonzoso se inicia con el pudor que sentimos cuando tenemos la regla por primera vez y se mantiene en el sigilo que mes a mes guardamos respecto a nuestra menstruación. Uno de sus hitos es la vergüenza que sentimos con respecto a la menopausia, a la que tratamos de mantener en secreto. No queremos hacerla pública. No queremos que los demás piensen que «estamos en la edad difícil» (como si las otras fueran más fáciles). El estigma de la menopausia hace que resulte difícil *mostrar* socialmente que se está viviendo este periodo de la vida. La exclusión afectiva y social que genera tiene su origen en el silencio que la rodea. En nuestra cultura, cualquier proceso «femenino» —la menstruación, la menopausia— debe ser vivido como si nada ocurriera. Sin incomodar a los varones con nuestras «cosas de mujeres». Tenemos una conciencia clara de estar marcadas por el estigma de la menopausia. Somos *menopáusicas* y solo afirmando, mostrando públicamente nuestra calidad de tales podremos validar la naturalidad de este proceso. Solo manifestando nuestra realidad física, psicológica, emocional y sexual podemos vencer el estigma. Por todo ello, entiendo que tiene un gran valor transformador y liberador la capacidad de *pregonar* socialmente que se está en la edad de la renovación —a través de los sofocos, el cambio corporal, la libertad reencontrada—. En opinión de algunas mujeres, el silencio temeroso al respecto es una mala estrategia. Ellas señalan los beneficios personales y colectivos que tiene conversar sobre el tema, hablar, hacerlo presente en las conversaciones familiares y sociales. Podemos entenderlo como una buena fórmula para que las personas que nos rodean puedan vernos como seres inmersos en la vida, en el cambio, en las transformaciones que importan.

Vivirla con naturalidad, sin esconderme de mostrar al que me rodea la edad, la nueva etapa y todo lo que ella también aporta.

Conversar sobre la experiencia con otras mujeres que se encuentran viviendo un momento similar se reconoce como una estrategia de gran interés emocional, en la medida en que proporciona la tranquilidad de saber que las cosas que nos pasan, que sentimos o que tememos, también ocurren —o no— a otras, pero que en última instancia no van a arruinar nuestra vida, sino que podemos vivirlas con humor y sabiduría.

La mejor estrategia: hablar sobre el tema.

Algunas situaciones personales pueden volver más difícil hacer socialmente evidente la transición. Así, algunas de las mujeres que llevan más tiempo en la menopausia y vivieron tiempos de mayor ocultismo y especialmente aquellas que la experimentaron de manera traumática hacen hincapié en que trataron de que nadie se diera cuenta de lo que estaban viviendo.

Nadie observó que estuviera atravesando esa etapa de mi vida.

El hecho de que sean las mujeres más jóvenes las que identifican las ventajas de hablar del tema, de no ocultarlo socialmente, nos puede indicar que se está produciendo un cambio en la presión social al respecto: quizás la menopausia está dejando de ser uno de los secretos mejor guardados en la vida de las mujeres, para convertirse en un momento vital como cualquier otro, lo cual conlleva una disminución de la percepción social del estigma.

En definitiva, las estrategias propuestas inciden todas en la necesidad de una toma de posesión del cuerpo y del espíritu, aprovechando la menopausia como una oportunidad para mirar hacia dentro y, al hilo de la experiencia de nuestras amigas y compañeras, lanzarnos a la exploración de campos desconocidos hasta el momento que nos devuelven a la risa, al placer, a la salud y al dominio del cuerpo. A la alegría.

Entiendo la menopausia como una oportunidad para tomar el control consciente de nuestra salud, para mantenernos sanas y asumir la responsabilidad de cuidarnos a título personal. Una oportunidad que no podemos dejar escapar, de manera que podamos disfrutar de un bienestar físico y psicológico de gran valor durante las cuatro décadas que nos quedan por delante.

A modo de hoja de ruta

Son muchas las estrategias que nos pueden ayudar a envejecer con armonía. He elaborado una pequeña carta de navegación, en la que incluyo los aspectos que me parece que acotan de manera general nuestra vida de mayores. No son los únicos.[6] Cada una de nosotras

---

[6] En mi libro *Yo, vieja. Apuntes de supervivencia para seres libres* (Madrid: Capitán Swing), hago un amplio desarrollo de las diversas travesuras y sugerencias que nos

deberá pergeñar su propia hoja y modificarla según el momento y el deseo.

1. Cuida tu alimentación (variada y rica en frutas, verduras, fibras vegetales y calcio).
2. Vigila tu peso. Come menos y más sano, haz ejercicio. La vitamina CLM (comer la mitad) es la mejor dieta.
3. Lleva una vida activa física y mentalmente (muévete, camina); evita las adicciones (tabaco, café, amor, trabajo). Lee, profundiza, memoriza.
4. Descansa bien (dormir menos horas no es el problema).
5. Sensualízate (activa tus cinco sentidos, usa la piel, actualiza tu sexualidad).
6. Escucha tu cuerpo y tu mente (quiérete, cuídate, tómate en serio).
7. Busca la paz interior y la armonía exterior (haz relajación, meditación, mira, evita el estrés).
8. Identifica los nudos de malestar y enfréntalos (abandona la compasión fuera de lugar, habla).
9. Cuida tus afectos y relaciones (mantente conectada, fomenta la intimidad, la comunicación, traza lazos para la libertad).
10. Participa en la comunidad (encuentra espacios de relación e intercambia saberes).

---

pueden permitir desplazarnos por la vejez con elegancia y divertimento. En modo «vieja tremenda».

El silencio y la voz

«*Recientemente nos hemos dado cuenta no solo del silencio de las mujeres, sino también de la dificultad para escuchar lo que dicen cuando hablan*».

CAROL GILLIGAN[1]

En este pequeño libro he pretendido acercarme a la comprensión de la vivencia de la renovación de la mitad de la vida de las mujeres utilizando su voz y su experiencia como punto de partida, recogiendo sus palabras y mostrándolas, de manera que otras mujeres puedan identificarse y comprender mejor sus procesos personales. He utilizado sus propias voces, la subjetividad, para conocer cómo vivimos nuestra menopausia, cómo entendemos el cuerpo y la salud en este momento de la vida y cómo nos situamos ante el envejecer; es decir, cómo las mujeres nos montamos el viaje evolutivo, a partir de la mediana edad.

En la investigación clínica y epidemiológica domina un discurso sobre la menopausia alejada de las narraciones de primera mano y de la experiencia vivida por las mujeres. Hay mucha investigación que plantea el enfrentamiento dialéctico entre las diferentes posiciones y teorías y poca que se centre en lo que significa tener un *cuerpo menopáusico*, en cómo nos sentimos las mujeres y cómo reaccionamos ante él. Estamos hartas de ciertas investigaciones que nos llevan a preguntarnos: ¿dónde están las mujeres? Tampoco sabemos demasiado sobre lo que ocurre con la dimensión pública de los cuerpos, con su apariencia externa, cómo la percibimos ahora que todo es diferente. A fin de cuentas, el grueso de la experiencia menopáusica es corporal, física, y puede ser

---
[1] Gilligan, Carol, *La moral y la teoría. Psicología del desarrollo femenino*, Ciudad de México: FCE, 1982/1991, p. 174.

vivida de muchas maneras, positivas o negativas, dependiendo de los contextos sociales y culturales en que nos encontremos. ¿Dónde podemos encontrar la comprensión de la vivencia subjetiva del cuerpo, más allá de su representación cultural? Las mujeres somos expertas en nuestro cuerpo y, por lo tanto, las únicas que podemos ofrecer una versión imprescindible de este proceso personal. Queremos ser parte integral de la discusión menopáusica. Como mujeres responsables de nuestra salud necesitamos comprender y definir por nosotras mismas, sin autoridades interpuestas, nuestros procesos corporales. Sentimos la responsabilidad de compartir entre nosotras lo que vamos sabiendo y conociendo, para contribuir a que se produzca un cambio real en la vida de todas y cada una. Queremos hacer palanca con nuestra palabra y nuestra experiencia y cambiar la comprensión y el discurso sobre la menopausia.

Para ello necesitamos disponer de una información veraz y ajustada a la realidad. Una información liberadora, a través de la escucha, el diálogo y la acción, que nos permita tomar decisiones acerca de nuestra salud, basadas en nuestras necesidades reales. En este largo recorrido de toma de posesión de nuestro cuerpo se impone una educación para la salud y el bienestar psicológico en la mediana edad y la vejez, teniendo en consideración la experiencia de las mujeres y el sentido cultural de la menopausia.[2]

---

[2] Cuando estaba a punto de terminar el manuscrito original de este trabajo, a raíz de un encuentro fortuito con María Fuentes, pude leer su interesante trabajo llevado a cabo en Jerez de la Frontera (Cádiz), en el que las autoras también trataron de obtener una percepción subjetiva de la menopausia. Me divierte comprobar que en la presentación afirman: «Es una visión que pone en cuestión la versión oficial» (la negrita es mía). Coincidencia, también fortuita, con el título de mi libro que me reafirma en la idea de que la prevención hacia «la versión oficial» no es una manía exclusivamente mía. En este trabajo las autoras hacen una aproximación a la subjetividad de la menopausia cuyos resultados muestran una gran cercanía a la vivencia de mis participantes, a pesar de las diferencias socioculturales y educativas de ambas poblaciones. Coincidencias que son algo más que eso. Probablemente estemos ante un clamor que poco a poco vaya extendiéndose en la voz de todas y cada una de nosotras. Ojalá.

Fuentes Caballero, María y Pilar Viaña Real, *La menopausia, ¿otro riesgo para la salud u otra oportunidad para la vida? Aproximación al estudio biopsicosocial en torno a la menopausia*, manuscrito no publicado, Jerez de la Frontera (Cádiz), 2001.

Las investigadoras feministas llevamos años abogando por una conceptualización de la menopausia como una coyuntura compleja en la que confluyen importantes variables de carácter psicológico, social y cultural que explican y configuran la experiencia de las mujeres. Hemos planteado la necesidad imperiosa de que se lleve a cabo una investigación que escuche más de cerca las diferentes voces de las mujeres sobre esta transición, y que tenga en cuenta asimismo la vida de las mujeres postmenopáusicas. Todo ello con el fin de ofrecer otras visiones de la renovación, más acordes con los tiempos que corren, que nos ayuden a desvanecer las ideas estereotipadas que limitan nuestra vida y que pretenden marginarnos en una sociedad de la que muy pronto el mito de la eterna juventud nos excluye.

Ahora que la vida es tan larga, ya identificamos la renovación forzosamente como un punto de inflexión que nos sitúa en la puerta de entrada de la vejez. Sin embargo, un buen número de mujeres la vive como un acontecimiento «gatillo», es decir, un momento mágico que precipita una reflexión profunda y una búsqueda que lleva a un crecimiento interior. A lo largo de la vida se producen otros momentos de este tipo, que suponen una extraordinaria oportunidad para el balance y la evaluación personal, como pueden ser la jubilación, la pérdida inesperada de seres queridos o el paro, entre otros.

Ahora bien, aunque consideremos la menopausia como un proceso natural y esperable, también es cierto que, debido a las fuertes connotaciones peyorativas que la sociedad le atribuye, tenemos que hacer un gran esfuerzo mental para contrarrestarlas. Probablemente, solo la conversación sostenida con nuestras amigas que también están tratando de sobreponerse a tanta confusión y la risa compartida sean el antídoto a tanta oscuridad. Un camino para la vivencia equilibrada de las luces y las sombras de este interesante y rico periodo, que nos puede devolver a nosotras mismas.

La pelota del conocimiento científico y subjetivo sobre la menopausia está en el tejado tanto de la comunidad científica como de nosotras mismas, que a fin de cuentas somos las implicadas en el tema. Las conejillas de Indias, la tajada del beneficio económico de una industria con poca alma. Tanto el conocimiento científico

como el que se deriva de nuestra experiencia de mujeres menopáusicas avanzan y se transforman gracias a los discursos y contradiscursos de las diversas posiciones ideológicas. También las prácticas cotidianas del envejecimiento —lo que todas y cada una de nosotras ponemos en el centro de nuestra vida a diario y cómo nos mostramos— modifican nuestra posición en el mundo como mujeres mayores, como futuras mujeres viejas. Estas prácticas cotidianas están construidas tanto por nuestra experiencia subjetiva como por la circulación global del conocimiento y permiten que otras mujeres, mayores y jóvenes, miren su envejecer presente o futuro con mayor tranquilidad, con la seguridad de que otra menopausia y otra vejez son posibles.
El debate sigue abierto.

Alégrate, hay vida después de la menopausia

Vivir el tiempo de la renovación con una mirada caleidoscópica, plural, nos puede ayudar a recorrer esta transición de manera relajada y saludable. Las mujeres de todas las edades tenemos un problema con la normalización de nuestros procesos corporales, como ya he comentado, especialmente cuando se trata de la regla y sus derivados. Queremos naturalizar, desdramatizar, poder referirnos con naturalidad, en cualquier momento y con cualquier persona que merezca nuestra confianza a este proceso o momento corporal sin tapujos ni misterio. En el caso que nos ocupa significa, asimismo, aliviar nuestros calores a golpe de abanico o poder decir en voz alta que hemos descubierto unas compresas y tampones estupendos, con la misma elegancia y desparpajo con que ellos sacan un cigarrillo para sofisticar una conversación, como quien no quiere la cosa.

Es fundamental ser capaces de entender y vivir la menopausia como un momento del ciclo vital, aceptarla con la misma valoración positiva con que en su momento recibimos la menarquia que nos introdujo en el complicado mundo de las hormonas.

Algunas estrategias pueden contribuir a que vivamos esta transición con menor drama y más ligereza. Con tranquilidad y naturalidad, identificamos el momento en que nos encontramos y, abanico en ristre —nuestro aliado saludable, económico y elegante—, damos carta de naturaleza a nuestros sofocos y a los demás posibles signos, todos circunstanciales y temporales. Nos vestimos a base de capas de las que podemos ir desprendiéndonos progresivamente. Nos mostramos con orgullo, no tratando de ocultar y negar a los ojos de los demás el momento vital en que nos encontramos, enfrentándonos al mandato social del ocultamiento de todo lo que tiene que ver con la biología femenina. Presentamos en sociedad nuestra bienvenida menopausia, la introducimos en nuestra conversación, nuestra cultura, nuestro estar y vestir, en nuestra alimentación y buena vida. Todo ello mejorará nuestra autoestima.

Estamos más o menos de acuerdo en que los tiempos están cambiando, como diría Bob Dylan, y poco a poco la menopausia va siendo un tema del que se habla más abiertamente que antes. Con esto no quiero decir que los tabúes que la envuelven hayan desaparecido, ¡qué más quisiéramos!, pero sí que podemos referirnos a ella de manera abierta y relajada, nombrar los sofocos y lo que nos esté incomodando en cada momento, cosa que no podían hacer nuestras madres. También nuestras hijas hablan sin ambages de sus reglas, cuando nosotras la ocultábamos a carta cabal. Mirémosla con perspectiva, relativicémosla. Es solo un pequeño periodo de tiempo en el largo tramo de vida de que disponemos ahora. Tomémosla con humor.

Mientras tanto podemos compartir experiencias, estrategias, éxitos y fracasos para ir dando carta de naturaleza a los procesos corporales que trufan nuestra vida desde que nacemos.

Así como en la menarquia disfrutamos de la alegría de nuestro ingreso a la categoría del ser mujer —y me pregunto: ¿qué somos antes y después de la regla?—, sería inspirador disponer de celebraciones que festejen socialmente la llegada de la menopausia. Una alegre conmemoración de la nueva *mujeridad*, que nos ayude a retar los mandatos del patriarcado y otorgar a la menopausia el significado de una transición en la vida. Un bello y liberador rito femenino que definiría la menopausia como un periodo del ciclo vital en el que podemos renovarnos. Una luminosa escenificación en la que aparezcan los múltiples colores que la renovación puede ofrecer a la vida de una mujer.

Alegrémonos, nos queda por delante otra brillante mitad.

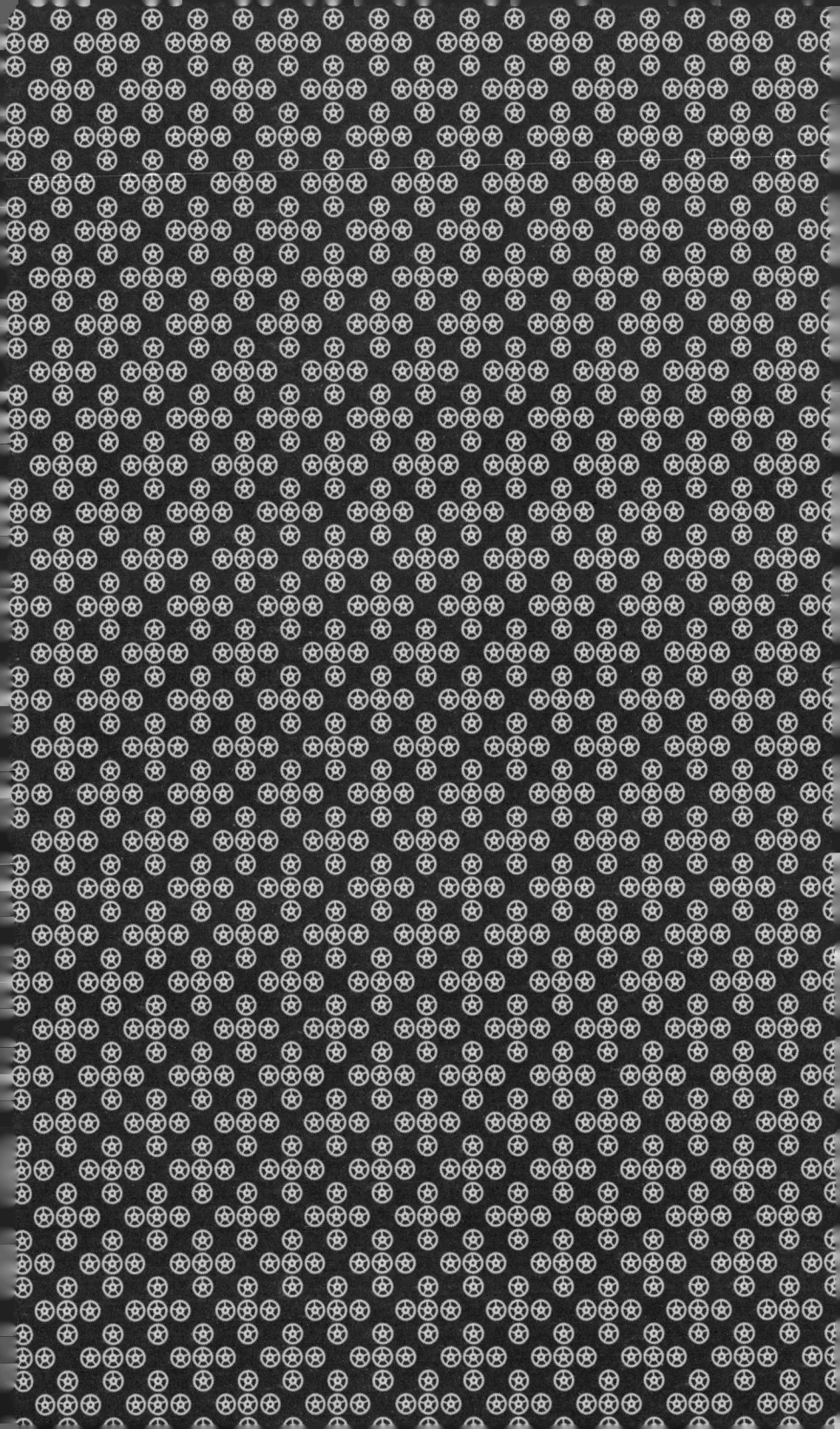